养老服务理论与实务丛书

主 编 张 瑾 冯建光

副主编 徐宏卓

养老机构失智症老人日常照护

刘书函 韩 菊 编著

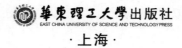

华东理工大学出版社
EAST CHINA UNIVERSITY OF SCIENCE AND TECHNOLOGY PRESS

·上海·

图书在版编目(CIP)数据

养老机构失智症老人日常照护 / 刘书函,韩菊编著
. —上海:华东理工大学出版社,2023.10
(养老服务理论与实务丛书 / 张瑾,冯建光主编)
ISBN 978 - 7 - 5628 - 7291 - 7

Ⅰ.①养… Ⅱ.①刘… ②韩… Ⅲ.①阿尔茨海默病
—护理 Ⅳ.①R473.74

中国国家版本馆 CIP 数据核字(2023)第 184246 号

内容提要

本书主要介绍失智症的基本知识、失智症的预防和诊断、养老机构在环境设施设计中的注意事项、照护者的减压和技能培训等内容。本书旨在提升养老服务照护人员对失智症的专业理解,正确地认识和理解失智症,提升服务意识,保障失智症老人在养老机构中享受高质量的照护服务。

策划编辑 / 刘　军
责任编辑 / 章斯纯
责任校对 / 张　云
装帧设计 / 徐　蓉
出版发行 / 华东理工大学出版社有限公司
　　　　　　地址:上海市梅陇路 130 号,200237
　　　　　　电话:021 - 64250306
　　　　　　网址:www.ecustpress.cn
　　　　　　邮箱:zongbianban@ecustpress.cn
印　　刷 / 上海新华印刷有限公司
开　　本 / 710 mm×1000 mm　1/16
印　　张 / 8
字　　数 / 102 千字
版　　次 / 2023 年 10 月第 1 版
印　　次 / 2023 年 10 月第 1 次
定　　价 / 48.00 元

养老服务理论与实务丛书
编辑委员会

主　编

张　瑾　冯建光

副主编

徐宏卓

编委会成员

（按姓氏笔画排序）

王　帅　王　燕　伊晓婷　刘书函

芦　琦　李元丰　张雨佳　范　军

赵文秀　黄　玲　曹　晖

丛书总序

深度老龄化是当前上海城市发展面临的紧迫性社会问题。上海市委和市政府对此高度重视,出台了一系列政策,推动养老服务业提质增效、快速发展。教育领域也积极行动,通过加强专业化的养老服务人才培养,为上海养老服务事业提供强有力的人才保障。在《国务院办公厅关于推进养老服务发展的意见》(国办发〔2019〕5号)、《上海市深化养老服务实施方案(2019—2022年)》(沪府规〔2019〕26号)出台的背景下,上海市教委随即制定了《上海高校养老服务类专业建设三年行动计划》(沪教委高〔2019〕5号),明确以人才培养为根本,以提高质量为核心,支持相关高校建设一批养老服务类专业,通过打造课程、培养师资,切实推动养老服务人才培养。

上海开放大学主动适应区域经济社会发展需要,2018年在上海市民政局的支持下,开设了老年服务与管理专业。通过探索政校合作、立足行业需求、创新培养模式,初步实现了留住行业从业主力的培养效果。2020年1月,上海开放大学首届老年服务与管理专业学生毕业,共有269名学生获得了专科学历,60%以上的学生是一线护理人员,他们在提升学历后重新返回养老服务岗位。他们中的很多人成了养老机构的中坚力量,为长三角区域增添了养老、助老的生机与活力。

在人才培养的同时,我们也深感教材的匮乏。老年服务与管理专业对于高等教育而言是一个新兴的专业,是融护理学、医学、营养学、社会学、管理学等学科为一体的应用型专业。过去,高校对于老年服务与管理专业的研究是不够的,教材的编写也主要脱胎于相近专业和学科,较难满足养老服务人员对真实工作场景所需知识、能力的学习要求。因此,我们希望能够开发出与工作岗位联系密切的教材，真正做到"所学即所用"，使学校课堂和工作岗位无缝衔接。基于上述初衷，上海开放大学在上海养老智库的支持下，组织编写"养老服务理论与实务丛书"。本丛书一套八本，包括养老机构员工能力方面三本，即《养老机构员工手册》《养老机构社会工作服务手册》《养老机构实用菜谱》，养老服务机构服务过程方面五本，即《养老机构老人入住流程》《养老机构失智症老人日常照护》《养老机构应急处理流程手册》《养老机构护理服务实用手册》《养老机构老人个案照护计划指导手册》。

　　"养老服务理论与实务丛书"能够发挥什么作用呢？也就是丛书的定位是什么呢？我们认为主要有三个方面：第一是学历教育的参考用书。上海开放大学是上海较早开办养老服务学历教育的高校，目前也正在成体系建设养老学历教育的教材，但学历教育仅有教材是不够的，应该配套建设一些教学参考书，拓宽学生的视野和知识面，本丛书就能很好地发挥这样的作用。第二是养老机构的管理指导用书。养老机构的具体业务应该如何开展，如何个性化服务老人，如何提高养老机构的规范化、专业化水平，这套书对以上这些问题做了比较实用和详尽的阐述。同时，这套书的编写过程凝聚了大量养老服务优秀管理者的实务经验，以及养老机构长期以来的工作总结提炼，这些内容将能够为养老机构管理人员提供比较好的指导。第三是养老职业培训机构的教材。丛书中的任何一本书都集聚了养老行业相关领域专业、实用的知识和技能，可以提高培训机构的培训质量。尤其是对那些刚刚进入养老行业的从业者来说，一开始就使用权威、正规的培训教材，对于其专业认知的提高和职业能力的提升是非常有帮助的。

　　当然，从时代发展的角度来看，这套丛书还有很多不完善的地方，我们并不认为这八本书就已经涵盖了养老机构服务与管理的方方面面，甚至可以说只是养老机构服务众多领域中的一部分。这些领域的选择一定程度上还受到作者专业的限制，在完整性上可能还存在一定瑕疵。但这些都不重要，关键在于"做"。面对日益老龄化的社会、日益增长的需求、不断提高的服务品质要求，目前无论是养老学历教育还是非学历培训，专业的学习资源都是非常欠缺的。在这样的背景下，我们勇敢地迈出第一步，努力地为这个行业创造一些价值、积累一些成果，也是对这个行业的推动和贡献。尽管还存在一些不完善，但这种"不完善"依然是充满魅力的。我们希望本丛书能为我国养老行业、养老专业的发展尽一点绵薄之力。

最后，在此丛书付印出版之际，我们作为编者依然会感到内心惶恐。相对于其他成熟学科而言，养老服务与管理专业依然属于一个新兴专业。研究人员少，研究成果缺，但与之对应的却是不断提高的老龄化水平和人民对于高质量养老服务的期待。希望广大读者能够不吝赐教，提出宝贵的意见和建议，希冀未来再版时一并修正。

丛书主编、上海开放大学副校长　张　瑾

前　言

在我国，按照以往数据保守估计，老年失智症已发病患者总数为近 1 000 万人，到 2050 年，人数将超过 4 000 万人。2016 年发布的中国老年人走失状况调查报告显示，全国每年走失老人约 50 万人，平均每天有 1 370 名老人走失，其中，经医院确诊为老年失智症患者的占比为 25%。保证失智症老人的安全，成为照护服务具有挑战性的课题。失智症老人因疾病产生认知障碍，伴随生活能力严重受损，专业的照护机构将是照护服务提供的主力军。但很多普通的养老机构因失智症老人的照护难度和高风险等因素，不愿接受失智症老人。

失智症本身是一种疾病而非正常的老化现象，目前虽然无法治愈，但通过适当的治疗和良好的照护是可以得到缓解的。为增强照护服务人员对失智症老人的专业服务意识，帮助其正确地认识失智症，在保障失智症老人在养老机构中享受高质量照护服务的同时，帮助机构规避不必要的风险，减少照护纠纷，特编写本书。本书主要介绍失智症的基本知识、失智症的预防和诊断、养老机构在环境设施设计中的注意事项、照护者的减压和技能培训等内容。

本书的出版是在上海开放大学、智库养老研究院共同努力下完成的；同时，非常感谢华东理工大学出版社对本书出版的支持与帮助。由于编者水平有限，书中难免有不足之处，诚请同行批评指正，以便不断完善养老机构应急管理处理流程。

目　录

第一章

失智症小科普

老年性失智症已成为继心脏病、癌症、脑卒中之后的第四大疾病。随着年龄的增长,每隔五年,老年人罹患失智症的概率将增长一倍,给患者家庭和社会带来了严重的负担,针对失智症老人的照护是一种刚性需求。

第一节 什么是失智症?

一、概念

失智症(Dementia),又称老年痴呆症,是一种由脑部疾病导致的个人思考能力和记忆力逐渐退化,并使个人日常生活功能受到影响的综合征,它具有慢性和进行性的特征。失智症是一种疾病,不是正常的老化现象。因"老年痴呆"一词具有污名色彩,容易引起社会歧视。故本书中主要用"失智症"一词来表达。

二、病程与病症

(一)病程

失智症的病程较长,为8~10年。医学上常用的划分方法是将其分为早期、中期、晚期。清水教授等人根据临床经验的分析和研究将生活史型失智症分为四个阶段,即轻度期、中度期、重度期、最重度期,每个阶段又分为前期和后期。

(二)病症

失智症各阶段的症状表现无明显界限,有相互重叠。老人虽然表现出共性症状,但由于每位老人大脑受损的区域和程度不同,同时每位老人也是独一无二的,需要个性化的对待和照护。各阶段常见症状表现具体如下:

1. 早期阶段的常见症状

早期阶段为疾病的轻度阶段,持续时间为1~3年或者更久。早期症状表现为短时记忆减退,语言、定向、感知能力下降,对社会活动、外出等日常活动及爱好丧失兴趣。具体如下:

很难想起近期的事情和谈话。

很难记住月份或星期。

容易忘记子女、孙辈和配偶的生日，但经提醒还能记起来。

容易忘记和亲友约好的事情。

做饭和购物变得越来越困难。

容易遗失物品。

把物品放错位置，且随后想不起来东西放哪了。

在原本熟悉的环境中也可能迷失方向（如忘记从超市回家的路）。

判断力变差，难以做出明智决定。

做决定时犹豫不决。

失去财务管理的能力。

有时穿错衣服。

出现忽视个人形象和个人卫生的现象。

对社交活动表现冷漠，或者干脆置身于社交环境之外。

伴随出现情绪变化和焦虑等精神症状。

2. 中期阶段的常见症状

中期阶段即疾病的中度阶段，其持续时间为2～5年。中期患者长时记忆和短时记忆均明显受损，性格和行为明显改变，抑郁、焦虑等心理症状较明显，在时间判断和日常生活方面有困难。处于此阶段的老人，需要他人的陪伴和照顾。具体如下：

出现比较严重的记忆混乱和记忆丧失。

忘记家庭住址。

忘记亲友的姓名。

记不住年、月、日。

不能分辨地点，容易迷路走失。

语言表达和理解更加困难。

有时会无法辨认家人和朋友。

有时不认识镜子里的自己。

不能独立完成很简单的家务劳动。

出现明显的生活障碍,比如,无法独立洗漱、穿衣、吃饭、如厕等。

丧失阅读、写作和计算能力。

身体的平衡和协调能力下降。

行为症状突出,情绪易波动。

某些老人表现出本能活动亢进,比如,当众暴露性器官或者不当接触异性。

3. 晚期阶段的常见症状

晚期阶段又可称为疾病的重度阶段,该阶段的持续时间为 1～3 年。晚期患者的时空定向力和其他智力明显受损,表现出失认、失语、四肢僵硬、大小便失禁,往往因继发性感染而死亡。具体如下:

忘记自己的姓名和年龄。

不能辨认人、地方和物体。

逐渐丧失行走的能力。

肌肉可能萎缩。

吞咽可能存在困难。

可能发生痉挛。

体重下降。

大小便失禁。

呻吟或者哼叫。

大部分时间卧床。

常常会因慢性躯体疾病、营养不良或并发的肺部感染和压疮等而死亡。

第二节　为什么会得失智症？

老年人罹患失智症的原因有许多，目前尚未有明确的解释。总结前人研究经验大致可分为以下几方面。

一、医学角度

医学研究发现，导致患者出现失智症状的原因众多。根据发病原因的不同，失智症可大致分为 4 类：

（一）神经退行性病变

由神经退行性病变引起的失智症，如阿尔茨海默病、路易体痴呆、额颞叶痴呆、帕金森病痴呆等。

（二）血管因素

由血管因素造成的失智症，包括脑卒中、脑梗死所导致的患者智能的退化。血管性病变是失智症的第二大病因。

（三）混合型

指由神经退行性病变和血管因素共同导致的失智症。

（四）其他

由中枢神经感染、脑外伤、脑肿瘤、药物中毒、缺乏维生素 B_{12} 和叶酸、过量饮酒等不良行为习惯导致的失智症。

二、中医角度

根据古代文献及现代医学的论述，老年失智症是一个长期累积的过程，内伤劳损是发病基础，情志、饮食、外邪是其诱发因素。即年迈体衰、情志所伤、饮食不节、久病耗损均会导致老年失智症。

三、行为经验因素

除 DNA 遗传学研究和脑内活性物质研究外,还应从老年人的言行上进行观察。通过对临床经验的分析和总结,有研究者指出"衰老＋个人生活经历"能够影响失智症的出现,由此出现的失智症,被称为"生活史型失智症",而针对这种失智症采取适宜的应对措施,症状可以消除、改善和延缓。

（一）衰老

衰老是大多数老人罹患失智症的前提条件,有研究发现老人的年龄每增长 5 岁,患失智症的概率将增加一倍。

（二）婴幼儿时期不幸和受到不恰当教育

婴幼儿时期(0—3 岁)没有受到恰当的情感教育,没有形成体贴、忍耐、好学进取的性格和群体意识,容易变得没有自信心、孤僻、随心所欲、自私自利等。这类人在老年时容易被周围人敬而远之,孤独地度过晚年;这些消极的思维和情感,容易诱发失智症。

（三）在不幸的生活环境中成长

从婴幼儿期到成年期,所度过的不幸生活经历(如贫困、饥饿、战争等)带来的伤害,不仅会缩短他们的平均寿命,智力水平也会受到影响。他们进入老年期后,容易提前出现失智症。

（四）老年生活在不幸的环境中

若老年期的生活比较困苦,常常怀揣不安、孤独地生活,抑或是生活在不了解失智症的环境中,常常被责令、训斥、唠叨或无视,这类人易提前出现失智症。

（五）存在价值感丧失

感到过去的知识、能力无用武之地,过着无聊、无所事事的生活,每天做的事情都一样,或者在晚年生活中被子女、朋友孤立、冷落。生活在这种环境中的老人易提前患上失智症。

（六）自我实现丧失

从前的愿望和期待没有得到满足，晚年在未实现愿望的遗憾中度过，出现寂寞、悲伤、委屈等消极的情感时，易提前出现失智症。

（七）心灵创伤

年轻时长期负有自卑感、罪恶感、自责感等，或被家人和周围的人不断大声呵斥、责令、训斥、挖苦、轻视等导致愤怒、悲伤、不满、丧失自信等，也易在老年期提前出现失智症。

（八）有类似阿斯伯格综合征的经历

曾因性格独特而被周围的人误解，并且在人生中遭受了许多不幸。

（九）疾病、慢性病及其后遗症

有过头部外伤、肝病、肾病、酒精依赖、药物中毒、感觉统合失调症、焦虑抑郁症、癫痫等疾病或慢性疾病经历的人，其在罹患老年失智症时表现出来的症状受过去生活经历和病史的影响。

（十）老年经历离别和痛苦

在老年期，因子女、配偶等家人的死亡而引起的绝望及伴随的疼痛疾病，会导致失智症提前出现。

第三节　失智症对生活的影响

罹患失智症将给自身的生活及其家属的生活带来严重影响。

案例

沈大爷今年70岁高龄了，与老伴住在一起。老伴患有失智症，经常认不清他是谁。老伴现在只有一只手能够用于吃饭，但需将饭菜端至面前。不能够自己穿衣、洗漱、如厕，无法行走，并伴有大小便失禁的情况，沈大爷经常要夜间起来帮助其清理大小便。平时主要由沈大爷负责照顾老伴，但随着年龄的增长，沈大爷觉得精力不如从前了，长时间不能够好好休息，感觉非常疲惫，自身心脏也不太好，近期有心脏病复发的迹象。沈大爷比较节俭，觉得请保姆费用比较高且不方便，子女又比较忙无法为其分担负担。

于是，子女们劝其将老伴送至专业的养老机构。沈大爷刚开始十分舍不得，担心养老机构照顾得不好；担心住在陌生的环境，没有熟悉的人陪伴，老伴会感到孤单、害怕。后来在一次旧疾复发后，他终于答应把老伴送到养老机构。经过综合的考察和对比后，最终选定了一家养老机构，并办理了入住手续。

在老伴住在养老机构期间，沈大爷经常会过去看看老伴。有一次，去探望老伴时发现老伴大小便失禁了，但护理人员没有及时为她清理。虽然沈大爷能够理解护理人员同时需要负责照护多位老人，可能照护得不够周到及时，但仍感觉十分心疼，再加上老伴住的是单人间，无人陪其说话，平时只能发呆。于是，沈大爷迅速办理了出院手续，将老伴接回了家中。

一、对老人自身的影响

沈大爷的老伴患有失智症，穿衣、洗漱、如厕、行走等均需家人的帮助，生活基本无法自理，经常还会忘记沈大爷是谁。可见，失智症给老人自身的生活带来了严重的影响。

（一）认知功能受损

认知功能受损，是失智症老人的基本症状之一。失智症老人的认知功能受损主要表现在如下方面：

1. 记忆力逐渐衰退

从短时记忆障碍逐渐发展到长时记忆提取困难。

2. 思考和判断能力逐渐衰退

老人会搞不清周围发生了什么,也不能够符合逻辑地思考问题,并做出有效的决策和判断。

3. 语言表达和交流能力衰退

由于大脑语言功能区的病变,失智症老人会出现失语症。

4. 出现定向障碍

失智症老人会逐渐失去对时间、空间、人物关系的概念和辨别能力,不容易分清方向,不认识回家的路。

5. 出现失认

感觉功能正常,但不能识别或确认物体,甚至不能识别家庭成员。

感知能力变差,不能分辨食物的冷热,感受不到气温的变化等。

6. 执行能力逐渐衰退

无法有条理地处理一件事情,也无法按照正常的顺序完成一项任务。

(二)肢体协调能力下降

由于脑神经受损,失智症老人还会出现肢体协调性下降的情况。由于大脑神经受损,失智症老人即使清楚地知道自己要做什么,但是无法使用双手来完成以前熟悉的任务。失去协调性,会导致老人的日常生活出现困难,如无法自己使用筷子吃饭,无法自己穿衣,走路不稳,更容易跌倒等。

(三)情绪和行为发生改变

当失智症老人的脑神经系统因病变而受到损伤时,其情绪和行为也会发生改变,让周围的人觉得难以相处。失智症老人有时难以控制自己的行为,难以克制冲动,甚至无法保持冷静,无法把现实和虚幻的事情分开。老人容易表现出困惑、紧张不安、焦躁、焦虑,具有攻击性,有的还表现出情感淡漠。

（四）身体健康水平下降

失智症老人由于认知功能的障碍,在患上疾病时,无法诉说或者清楚表达自己正在经受的疼痛或不适,也可能忽略自己的身体状况（遗忘或其他原因）。

二、对家属的影响

沈大爷作为主要照护人,因老伴罹患失智症,长期不辞辛苦地照护,使得自己基本没有休闲的时间,且长时间无规律的照护也使得自己的心脏疾病有复发的迹象。可见,失智症同样给老人家属的生活带来了较大的影响。

（一）时间花费大

为照护好失智症老人的居家生活,家庭成员（尤其是配偶和子女）承担了主要照护责任。对家属来说,照护失智症老人是一项长期辛苦的工作,需要付出大量的时间和精力,承担着来自身体、情感和经济方面的巨大压力。家庭照护者必须一天 24 小时保持警觉,以确保老人的安全。

（二）任务量重

在照护过程中,家属的责任包括处理家务、购物、药物管理、协助老人完成日常活动（如吃饭、饮水、洗澡、穿衣等）、确保老人的安全、监督老人的其他健康护理需求（如心脏病、糖尿病等慢性疾病的用药）等。

（三）精神压力大

失智症还给家庭照护者带来了较大的心理负担,影响到照护者的身心健康。照护者对失智症老人长时间的照护,使得他们自己的活动范围和娱乐活动被极大地缩减,同时他们还要安慰失智症老人因疾病而产生的消极情绪。因此,照护者在照护过程中承受着较大的心理压力。

（四）影响身体健康

失智症老人的配偶是居家照护的主要力量。但随着配偶的衰老和自身精力的下降，长期的辛苦照护工作也会给他们的身体健康造成严重的伤害。

第四节　早期迹象的识别

失智症的早期症状，如记忆力衰减、情绪和行为发生变化，常被其照料者所忽视，误认为是正常老化的表现。入住养老机构的老年人有 3 种情况：入住时已确认患失智症；入住时已经出现认知障碍但尚未被家人及养老机构评估人员识别出来；入住时，认知功能正常，但是随着年龄的增长，逐渐出现认知障碍。

在养老机构中，当老年人出现认知障碍时应需及时识别出来，相关服务人员应及时上报，经确认后，安排患者就医并调整服务方案。

一、记忆力下降，影响日常生活

例如，记不住为自己提供服务的护理人员或同屋居住的其他人的名字；记不住刚刚做过的事情；刚刚打完电话，就忘记说了什么，甚至忘记打电话这件事情。

二、做熟悉的事情有困难

以前经常做或很熟悉的事情，现在做起来却经常出错。例如，以前喜欢和擅长书法，现在却经常提笔忘字，不知该写些什么，该如何布局。

三、语言表达有困难

例如，时常想不出某个词语应该怎么说，经过苦思冥想后，也说不出来想表达的那个词语,有时还会设法掩盖自己的语言问题。

四、失去对时空的认知力

不知自己身处何处,如果居住的养老机构空间比较大,容易找不到自己的房间;或者不知该如何去餐厅、活动室。对以后才会发生的事情产生理解上的困难,如不明白家人到底什么时候过来看自己。

五、判断力和警觉性下降

不注意个人卫生,对生活中存在的某些危险失去警觉,或者花很多钱买根本不值的东西等。

六、抽象思维出现问题

无法理解谈话中的抽象概念;对生活中的电器,因无法看懂操作方法而使用困难。

七、丢三落四,找不到东西

把东西放在特别不合适的地方,丢了东西且找不到后,会说被其他老人或护理人员偷走了。

八、出现异常行为

如擅自进入其他人的房间,拿走别人的东西,但却意识不到自己的行为在别人眼里是偷窃行为。

九、情绪和行为发生改变

有的老年人刚刚入住养老机构的时候,由于对环境和周围的人都不熟悉,可能会变得敏感、多疑、固执、焦躁等,且这些情绪和行为已经不受自身的控制。

十、丧失主动性

有的老年人会表现得非常被动,需要护理人员不断提示或督促才能参与活动。即使参加活动,也会表现得对什么都不感兴趣。

第二章

失智症的预防和照护

失智症并非正常的老化现象，它是一种疾病，目前无法治愈，但通过干预能使其缓解或者延缓发展。不同类型的失智症，对其治疗、照护需要分别予以应对。如果治疗方法恰当，会延缓认知障碍的发展、改善失智症状。

第一节 失智症的预防

一、发病风险的评估

（一）评估内容

高龄、既往病史、不良行为习惯等是可能导致老年人罹患失智症的因素，因此，在评估老年人发病风险时，应考虑这些因素。

1. 人口学因素——年龄

高龄是可能导致罹患失智症的危险因素之一。随着年龄增长，罹患失智症的概率随之成倍增长。

2. 疾病因素

（1）家族史。

据研究，阿尔茨海默病、路易氏体型失智症与帕金森型失智症皆有家族性或遗传性，有家族遗传病史的人的患病率可高达普通人群的3倍。

（2）脑血管病史。

脑血管疾病或脑卒中是造成血管性痴呆的主要危险因素，而且阿尔茨海默病的重要危险因素亦包含脑血管病史。

（3）高血压。

高血压是造成心血管疾病的主要原因之一，而其对大脑的损害已早有医学研究证明，对变性痴呆与血管性痴呆皆是主要危险因素。

（4）糖尿病。

糖尿病是造成心血管疾病的主要原因之一，因为其可触发广泛性脑血管病变，所以是导致变性痴呆与血管性痴呆的危险因素。

（5）高胆固醇血症。

流行病学调查发现，高胆固醇人群易患阿尔茨海默病。病理研究发现，高胆固醇引起脑中 Aβ 沉积，而 Aβ 沉积是老年失智症的发病病因之一。

（6）高同型半胱氨酸血症。

高同型半胱氨酸血症不仅是心脑血管病的危险因素，也是变性痴呆的独立危险因素，病理研究上亦发现该病能够促进 Aβ 的生成，进而引发失智症。

（7）脑外伤病史。

研究显示，早年脑外伤与反复有脑外伤的老年人，其变性痴呆患病率明显高于无脑外伤者，且患病时间也会提前。

（8）疱疹病史。

一项重要研究显示，单纯型疱疹病毒会提高老年人罹患失智症的风险，尤其是患者在发作疱疹病毒后，该病毒就会永久存在于人体中，反复发作可能使痴呆风险加倍。

3. 行为因素

（1）吸烟。

吸烟是老年性失智症的重要危险因素，尤其是中年期开始长期吸烟，患失智症的风险成倍增长。

（2）饮酒。

饮酒行为达到嗜酒或酗酒程度的老人，罹患失智症的危险会增加，甚至能达到不饮酒者的两倍。

（二）评估量表

老年失智症发病风险评估量表见表 2-1，中国各年龄区间的危险因素权数见表 2-2。

表 2-1　老年失智症发病风险评估量表

第一部分　量化失智症发病危险因素

项次	项　目	分数
1	家族史：祖父母、父母、兄弟姐妹中任一人是失智症患者	
2	脑血管病史：本人曾患脑血管疾病或脑卒中疾病	
3	高血压：本人是高血压患者	
4	糖尿病：本人是糖尿病患者	
5	高胆固醇血症：本人是高胆固醇血症患者	
6	高同型半胱氨酸血症：本人是高同型半胱氨酸血症患者	
7	脑外伤病史：本人曾遭受脑部外伤入院治疗	
8	疱疹病史：本人曾患有疱疹	
9	吸烟：本人现在或曾长期吸烟达 1 年以上	
10	饮酒：本人现在或曾经经常性饮酒，已是嗜酒者或酗酒者	
第一部分　失智症发病危险因素分数总计		得分 A
第二部分　加权年龄危险因素后的失智症发病风险：失智症发病危险因素分数总计×年龄危险因素权数		得分 B
第三部分　再加权有运动习惯后的失智症发病风险：失智症发病危险因素分数总计×年龄危险因素权数×(0.5 或 1)		得分 C

表 2-2　中国各年龄区间的危险因素权数

年　龄	权　数
65～69 岁	1.08
70～74 岁	1.11
75～79 岁	1.173
80 岁及以上	1.304

注：本量表总分默认值为 100 分，各因素对失智症发病率的危险严重程度分为，轻度——5 分，中度——10 分，重度——20 分。

第三部分得分≥50 分，潜在发病者；得分≥70 分，高度潜在发病者。

年龄小于 75 岁的老人每年评估一次，75 岁及以上老人每年评估 2 次。

二、失智症的早期预防

在失智症早期之前还有一个失智症前驱期,在前驱期内若采取积极的预防措施,可以降低患病率,使病情得到改善或停止发展。

(一)保持良好的情绪

情绪问题是失智症产生的诱因之一。老人因过去愿望未达成、退休后社会支持的减少容易处于消极情绪中,若这种情绪无法得到家属或周围朋友的理解和支持,长期处于消极情绪中,则老人患失智症的风险将会加倍,患病时间也将会提前。老人的家属或护理人员应帮助老人学会自我调节和控制情绪,保持开朗、平静的心情。

(二)饮食营养均衡

中医研究认为,"多食肥甘,脾虚失运,痰湿内生,清窍被蒙,使神明失用,发为痴呆"。老年人的脾胃较弱,应注意饮食营养,少吃高盐、高脂肪类食物,多吃鱼类、蛋类、瘦肉、菌菇类食品及水果、蔬菜等。均衡饮食可帮助老年人增强抵抗力,提高记忆力。

(三)坚持锻炼

人的大脑是可塑的,大脑神经机制的病变会影响人的外在行为表现,然而长期坚持不懈的训练也能够重塑大脑的神经机制或延缓大脑神经的病变。坚持每天锻炼,活动手脚,做一些手工活、写日记、画画等,可以起到预防失智症的效果。

(四)戒烟戒酒好睡眠

喝酒过度会导致肝功能损伤,进而引发脑功能异常。每天喝酒超过300 ml的人更容易得脑血管性痴呆及急性心肌梗死等疾病。老年人应戒烟酒,保持良好的睡眠习惯。

(五)防止意外伤害

脑外伤会增加老年人患失智症的危险,老年人要特别避免任何形式的脑外伤。老年人在日常活动和进行身体锻炼时要注意安全,做到循序渐进、量力而行。若步态不稳,可以使用拐杖等辅助行走工具。若经常头晕、跌倒应及时就医,以防脑外伤的发生。

（六）勤用脑

老年人每天坚持阅读、做一些适当的益智活动等,可以提高注意力,防止记忆力减退,修复脑部神经。

第二节　"以人为本"的照护

一、照护理念——"以人为本"

过去针对失智症老人的照护,护理人员更多关注的是失智症老人所表现出来的生活能力的持续衰退,对他们的照护更多地表现为简单的替代式护理,只需做好基本生活护理（如帮助失智症老人进食、洗澡、穿衣等）、满足老人基本的生活需要即可,没有对失智症老人进行其他护理。护理人员将失智症老人视为"活死人",认为失智症老人对其他人的行为没有反应,对外界也没有意识。实际上失智症只是降低了老人的认知能力,但他们仍具有感受悲伤、恐惧、愉悦、幸福等情绪的能力。

1995 年,英国汤姆·基特伍德（Tom Kitwood）教授率先提出了"以人为本"的失智症老人照护模式。现在"以人为本"的照护已成为发达国家失智症老人照护的核心理念。"以人为本"的照护,关注的不是疾病本身,而是患有疾病的人即失智症老人。该理念认为,每位失智症老人都有其独特的价值、人格,强调照护应满足失智症老人整体的需要,在老人的生理需求、情感需求、心理需求之间取得平衡,为老人提供个性化的照护服务,并让其在服务过程中感受到幸福感和尊重。

二、照护原则

基特伍德教授曾提出"以人为本"的照护的十大重要原则：

（1）无评判地接受每位老人的独特性。

（2）尊重每位老人过去的经历与学识。

（3）认识到每位老人都有情感、社交、身体和精神方面的整体需要。

（4）和老人保持沟通，既需要灵活性和横向思维，也需要接受其他的观点。

（5）要确保老人感觉到自己是受欢迎和被接纳的。

（6）创建一个社区的感觉，让老人有归属感，感觉到他们适合生活在这个地方，而且别人对他们很友善。

（7）通过恰当的照护和消除不必要的约束，尽可能地赋予老人以自由。

（8）允许并尊重老人在力所能及的范围内对照护环境做出贡献。

（9）创造和保持一个互相信任的环境，保护失智症老人，不要让他们受到欺凌、剥削和其他形式的虐待。

（10）关注老人积极的一面，比如他们尚存的能力，以及他们还能做什么。

三、照护现状

目前，失智症老人的照护主要以居家照护为主，机构照护为辅。

（一）居家照护

居家照护能够让失智症老人在熟悉的环境中与了解他们的亲人共同生活。但是，失智症老人常伴随着比较严重的躯体疾病或生活障碍、行为和精神症状，而由于长期亲力亲为的照顾，家庭主要照护者常常会感觉到身心疲惫，负担较大。研究发现，失智症老人居家照护的照护者依次是配偶、儿子、女儿、其他照护者（如保姆、邻居、朋友、护工等），照护者的平均年龄偏大，受教育水平偏低。

（二）机构照护

机构照护则主要以部分公办养老机构为主。大多数私立养老机构不愿接受失智症老人，这是因为失智症老人较一般的失能老人更容易跌倒、走失，身体不舒服也难以表达，这些因素使得对失智症老人的照护更加困难，也给照护机构的服务和管理带来很大的挑战。当前，国内缺乏针对失智症老人提供特殊照顾的专业养老机构。多数养老机构要么拒收失智症老人，要么用同样的方式对待失智症老人与失能老人。缺乏专业照护人员，或者说照护技能不足也是失智症老人照护的难题。

因此，要发展失智症老人的机构照护须进行服务人员的专业化培训，以提升其照护技能。

第三章

养老机构环境设施

失智症老人存在认知障碍,且其沟通能力差,情绪表达困难,容易表现出寂寞、孤独、不安、多疑、内向等心理或精神问题。针对以上问题,养老机构应重点关注失智症老人的居住环境和设施安全,打造适合失智症老人的专业照护环境。

第一节　失智症老人生活设施重点

养老机构需为失智症老人创造一个安全、舒适、家居化,并且具有支持性的居住环境。

一、设施照护风险

失智症老人因认知障碍,对于来自生活设施上的危险规避能力较差,容易发生意外事故,进而引起照护纠纷。

> **案例**
>
> 　一天中午,李奶奶在护理人员喂完中饭后,被安排午睡休息,而后,护理人员下楼进餐。护理人员离开后不久,李奶奶从临床二楼窗口翻出(临床的窗口未安装防护栏),发生坠楼事故。事前,李奶奶已有幻视、幻听症状,院方与家属沟通,家属表示问题不大,愿意承担可能发生的后果,但未形成文字上的承诺。院方发现李奶奶坠楼后,第一时间将李奶奶送往邻近医院抢救,后因抢救无效,不幸身亡。事后,家属对事故表示理解,但感情上接受不了,提出院方在防范措施上存有缺陷,对事故有不可推卸的责任,要求赔偿。

养老机构在照顾失智症老人时,需要完善机构中的风险防范设施,因地制宜,根据通用的养老设施设计原则并结合失智症老人的行为特点,打造独特的认知障碍专区照护环境。养老机构常见的设施风险有:

（一）防护设施不完善

认知障碍专区居室的阳台宜采用封闭式管理,栏杆、护板的设计应方便老年人以坐、立两种高度观望。养老机构防护设施不完善是导致养老机构照护纠纷的重要因素之一。上述案例中的养老机构就是未按规定在居室的窗口安装防护栏,导致老人从窗口翻出,意外身亡。

(二)地面防滑处理不当

若养老机构地面防滑处理不当,则容易造成老年人滑倒,进而摔伤、骨折。研究发现,骨折在养老机构照护事故中所占的比例最高。

(三)室内采光不足且光照不均匀

老年人因衰老而视力退化,若养老机构室内采光不足或光照不均匀,则老人摔倒或撞伤的风险将极大增加。

(四)无障碍设施不到位

无障碍设施是为方便老年人设计的,使之能参与正常活动的设施。通道、走廊、电梯、厕所等地方是失智症老人在养老机构进行日常生活、活动的场所。若无障碍设施设计不到位,则可能给老人的生活带来不便,进而造成危险。

(五)危险区域未设置安全设施和警示标志

养老机构的走廊或楼梯拐角、下坡处、室外等危险区域,也是事故频发区域,应设置明显的警示标志,降低事故发生的概率。

二、设施设计重点

养老机构的环境设计应充分考虑到失智症老人的生活能力和心理变化,本着以人为本的原则,考虑养老机构设施的空间布局、家居细节、空间氛围、物理环境等因素对失智症老人的交流行为、活动开展等行为的影响,为失智症老人营造一个安全、舒适、具有支持性的居住环境,增加其对所处环境的熟悉度。因此,养老机构的生活设施建设应注意以下几点:

(一)遵守现行行业规范

认知障碍照护专区照护环境的建筑设计首先必须符合住房和城乡建

设部自 2018 年实施的《老年人照料设施建筑设计标准》(JGJ 450 - 2018)中的强制性规定。

（二）家居化、小型化

失智症老人的沟通能力减弱,容易变得情绪起伏大,情绪表达困难,个性变得犹豫不决、多疑、胆小、内向、孤僻、暴躁以及容易有挫折感等心理问题。因而,失智症老人的居住空间应倾向于家居化、小型化,让其居住在其中感觉到舒服和熟悉。每个小组居住的人数应控制在 8～12 位。

（三）无障碍通行

受疾病的影响,失智症老人会出现定向障碍,逐渐失去对时间、空间、人物关系的辨别能力。肢体会渐渐丧失协调性,造成行动不便。因此,养老机构在规划设计时应注意地面的防滑处理,避免微小高差,在通道必要部位安装扶手,保证老年人的起居和活动安全。房间布置要颜色、文字和图形鲜明,以方便老年人分辨不同家居用品、危险地方和活动区域,准确方便地辨认方向。

（四）注意危险防护

多数失智症老人会表现出游荡行为。不安全的游荡行为会带来危险,并给养老机构的管理带来挑战。养老机构在规划设计时要注意把握老年人自由活动和安全防护之间的尺度,技巧性地进行安全监管。比如,利用围墙或围栏设置安全的居住环境,但要避免让老年人有被监禁的感觉等。

第二节 失智症老人生活设施设计要点

一、设计需求

失智症老人从开始出现遗忘、易走失等情况到晚期完全失去独立生活能力,会给照护者带来很大的负担。失智症老人对照护产品的需求如下:

（一）生理需求

在感知系统上，失智症老人感知系统衰退，视觉、听觉、触觉能力都下降，使生活危险系数增加，因此产品设计需提醒、放大感知条件，便于患者使用。

在行为运动能力上，失智症老人力量减弱，动作变得迟缓，平衡能力变差，容易发生危险，因此产品设计需要提高产品安全性能。考虑到失智症老人的特殊需求，生活设施设计应从符合人体工程学角度出发，帮助老年人进行独立行为运动或减小其行为阻力。

在神经思维系统上，失智症老人记忆力衰退，分析判断力、反应力、方向感等下降，容易走失，因此产品设计应以易用、简洁易懂为主，具有容错性，降低错误行为及危险行为发生的可能性，分担照护压力。

（二）心理需求

失智症老人的社会沟通能力减弱、情绪起伏大、情绪表达困难，使得其个性变得犹豫不决、多疑、胆小、内向、孤僻、暴躁、易受到挫折等。因此，失智症老人的居住环境应力求人性化和具有亲切感，使居住其中的患病老年人能够放松情绪，增加自尊心，增强独立性，以提升其心理承受能力，增强其与社会沟通的能力。

二、设计重点

（一）照护社区空间设计

照护社区空间设计、洗浴空间设计、复健空间设计等，应注重改善失智症老人的生活环境，降低其对患病后世界的抵触心理，提高其日常行动的安全性。

（二）照护环境设计

灯光设计、音乐结合环境设计、家居设计、怀旧系列设计等，应注重安抚失智症老人情绪，给失智症老人提供一个心理可依靠的安全环境，并辅助治疗。

（三）个人护理产品设计

餐具、防丢失配饰、嗅觉闹钟等产品设计，功能多样，应力求解决失智症老人生活的多种问题，辅助其行动，保障人身安全，帮助改善或解决患者饮食、洗浴、出行、睡眠等多种生活问题，减轻照护者负担。

（四）趣味娱乐产品设计

益智趣味性游戏、玩具、健身器械等设计，应从心理层面改善失智症老人问题，增强其生活的趣味性，弥补患者无法长时间进行娱乐活动的身体情况，并寓治疗于快乐，丰富其生病后的生活，促进患者与他人和社会的沟通与交流。

（五）交互产品设计

监测身体状况或行动状况的居家交互系统、互动设计、照护 App 设计等与现在互联网结合紧密，利用互联网的便利性与即时性使认知治疗和康复不受传统形式与空间的限制，促使治疗方式有多种落实的执行途径，为失智症患者产品提供新方向。

三、区域设计

（一）居室

1. 房间类型多样化，注意隐秘性

根据居住人数，可分为单人间、双人间和多人间。双人间和多人间应注意利用家具、帘幕等装饰布置来维持老人居住的私密性。

2. 地面平整、防滑、防眩光、无高差

居室地面要确保平整、防滑、防眩光、无高差，不要放置可能绊脚的地毯/地垫、矮凳、大型盆栽等物品。

3. 通风良好，光线充足

居室应通风良好，光照充足且均匀，在门口、过道、卫生间等处增加光源,避免失智症老人因光照不均匀而迷失方向。

4. 家具精简、无棱角,室内活动空间充足

居室内的家具应精简并固定位置,家具外凸锐角应安装防撞护角,或者改成圆钝角。

5. 床高适宜,摆放得当

根据失智症老人的具体需要调整床的高度,避免老人因坠床而受伤。调整床的摆放方位,确保从床头位置到卫生间之间的视线无阻隔,通道无障碍。

6. 足够的活动和预留空间

保证失智症老人在居室内有足够的活动空间,方便老人自如地使用手杖、助行器或轮椅。在居室应预留一定空间,允许失智症老人自带部分家具、用品,并协助失智症老人依照自己的喜好习惯自行布置居室。

7. 柜门透明,把手适宜老人

居室内的柜橱门应该全部或部分为玻璃面板,保证失智症老人能够轻易地看到内部储存的物品;门把手应宜于老人持握使用。

8. 室内留有展示空间

在居室内显著位置应辟出展示空间,放置相册、工艺品、失智症老人的手工作品等小物件。

9. 标明导向性标志物

提供导向性的标志物(如安装在房门上的醒目标识,以及设置在走廊等通道或交叉路口的指向标识或标志物等),方便失智症老人找到居室。

10. 安装感应装置

在居室内安装感应装置。一旦老人跌倒或者需要帮助,护理人员可以及时察觉或得到警示。

11. 安装夜灯

为方便失智症老人起夜,应在居室内安装夜灯。

（二）卫生间

1. 独立、空间充足

居室内应配套独立卫生间，且卫生间内应留有足够的协助护理空间。

2. 颜色鲜明，标志醒目

卫生间的门和相邻居室墙面的颜色要有明显区分，并在门外侧悬挂或张贴醒目的、多种形式（比如文字和图片）并用的标识，帮助失智症老人能够方便地找到卫生间。

3. 地面平整、光滑、排水

卫生间地面应平整、防滑、排水系统良好，淋浴区域要有固定的防滑垫。

4. 入口宽阔，内侧不得安装门锁

卫生间入口要宽阔，采用推拉门、外开门或折扇门，并设透光窗及从外部可开启的装置；必要时可以移走门扇，轻易地扩出进入卫生间的紧急通道；门内侧不得安装门锁或门闩，以防老人从内部反锁上卫生间的门。

5. 家居化风格

卫生间墙面、地面的瓷砖应采用家居化风格。

6. 马桶颜色要鲜明

马桶颜色应与相邻地面、墙面及马桶座圈形成鲜明的对比，以强化视觉刺激。

7. 安装好扶手和厕纸卷筒

在马桶侧面安装稳固的扶手和厕纸卷筒，扶手和卷筒的颜色应与背景形成对比。

8. 配置淋浴手持花洒、浴椅和扶手

卫生间不设浴盆，宜安装带有控制阀（控制水量及水温）的淋浴装置。淋浴区域应配备可以调整高度的带扶手的浴椅、扶手，配备可以控制喷水方向的手持式花洒，避免向老人的脸部直接喷水。

9. 配备洗漱台

卫生间应提供摆放洗漱用品的宽敞台面或者储物柜。

10. 可移动的镜子

卫生间内的镜子应能够方便地遮挡或者移走,以防失智症老人看到镜中影像而受惊。

11. 配置紧急按钮

在卫生间内安装紧急呼叫按钮。

(三)餐厅

1. 空间小型化

失智症老人需要安静、愉悦的用餐环境。餐厅空间不宜过大,大型餐厅在必要时可使用屏风等分割成相对小型的用餐空间。

2. 光线充足

餐厅应该光照充足且均匀,有条件的可在每张餐桌上方加装吊灯,让失智症老人能够更好地看清楚食物,便于选择自己喜欢的东西吃。

3. 使用方桌,无反光

失智症老人使用的餐桌应以可坐4~6人的方形桌为宜,方便老人找到自己固定的用餐位置;餐桌的桌面应尽量避免产生倒影和反光。建议在玻璃桌面上铺设纯色的亚光桌布。

4. 餐桌简洁,与餐具颜色对比鲜明

餐桌布置应精简,仅放置必要的餐具,移走装饰品、花瓶或调味瓶。餐桌布置应使用对比色调,便于老人分辨餐桌、餐具和食物。

5. 餐椅稳定结实,与地面对比鲜明

餐椅应稳定结实,附带前椅脚滑轮,餐椅色调应与地面形成对比。

6. 避免陶瓷餐具,颜色区分明显

餐具应选用便于老人持握的不锈钢、硅胶或塑料制品,避免陶瓷等易碎品,并尽量选择不同颜色加以区分。餐垫建议使用硅胶材质,防滑且便于清洗使用。

7. 配备公共卫生间

在餐厅附近应设置一间无障碍的公共卫生间,便于老人就餐前洗手并能够及时如厕。

(四)室内通道

1. 走廊

(1)地面平整、防滑、防眩光、无高差。

室内通道的地面应平整、防滑、防眩光、无高差,地面涂层或者材质应避免夸张的图案或者鲜艳的色调。

(2)两端预留轮椅回旋余地。

通道的宽度不应小于 1.2 m,走廊两端应留有 1.5 m^2 的轮椅回旋余地。

(3)两边配置扶手、壁脚板。

通道两侧墙面应设置稳固的连续扶手,并在墙面下部设置壁脚板;扶手与壁脚板的色调应与附着的墙面和地面形成对比。

(4)光线充足,无反光。

通道应光照充足且均匀,墙面和地面应采用亚光色调,通道上的窗户应加装垂顺的窗帘,避免在地面或墙面上形成眩光或阴影。

(5)安装标志性物品和导向标识。

充分利用装饰布置的色彩、质感、图样的差别,安放标志性物品(如家具、绿植、壁挂、艺术品等),以及多种形式(比如文字和图片)并用的导向标识,帮助和引导失智症老人分辨和确认不同区域,准确方便地辨认方向,找到目的地,以减少失智症老人的迷失感及挫折感。

(6)利用装饰物遮挡不安全区域。

利用装饰品、绿植等装饰陈设物遮挡或掩盖,或者利用同种色调弱化某些禁止失智症老人进入的出入口或通道,避免失智症老人因游荡行为而进入不安全区域所面临的潜在危险。

2．楼梯

（1）表面平整、防滑，加设色带、防滑条和扶手。

室内楼梯表面铺装应平整、防滑，避免容易引起视觉错乱的条格状图案，并在楼梯前缘加设不少于 30 mm 的色带或者防滑条，在楼梯两侧加装稳固的扶手。

（2）起止点、转角等处设置醒目标志物。

在楼梯起止点、转角、楼梯分层等需要失智症老人小心注意的地方设置醒目的标志物，以及多种形式并用的醒目标识，便于失智症老人提前做好准备，以防发生跌倒等意外事故。

（五）活动区域

1．室内

（1）开辟半围合小型交流区。

在小团组的公共空间（比如休闲厅）内开辟出一个半围合的小型交流区域，让失智症老人可以在此聚会聊天，鼓励失智症老人之间的相互交往，鼓励并协助有能力的失智症老人举办活动招待亲友。

（2）配置多功能厅。

设置多功能厅，组织和引导失智症老人参与手工、音乐会、阅读等活动。

（3）家居化风格。

装修布置风格应家居化、富有吸引力，区域内的陈设应能够明确地表明该区域的使用目的和功能，并在区域入口处安放标志物或者多种形式并用的醒目标识。

（4）座椅类型多样化。

提供多种类型的座椅，以满足老人的个性化需要。座椅的高度、深度和背靠角度应保证让老人坐得舒服、安全。

（5）充分利用自然采光。

光照充足且均匀，充分利用自然采光，窗台的位置应足够低，保证失智症老人坐着就能轻松地看到窗外的景色。

（6）设置公用卫生间。

休闲活动区域的附近应设有无障碍的公用卫生间，并尽量保证失智症老人坐着就能轻松看到卫生间的位置，或者在活动区域内设置多种形式并用的醒目的指向标识。

（7）设置护理人员工作站。

小型团组内的护理人员工作站可以设置在休闲活动区域内，并在装修风格、色调上尽量融入周围环境。

2. 室外

（1）设置安全护栏。

室外活动区域应该确保安全，周边及其出入口应设置具有隐蔽性的安全围栏。尽量采用园艺绿化带提供隔离遮挡，而不是采用高高的围墙，以减少失智症老人的被监禁感和被隔离感。

（2）活动空间充足，功能齐全。

保证足够的活动空间，规划布局应动静分区，设置健身器材、花架、座椅、阅报栏等功能区。

（3）座椅安全稳固，避免日晒雨淋。

提供充足的安全稳固的座椅，并在座椅集中处设置花棚等以避免烈日暴晒或寒风侵袭。

（4）配置绿植。

活动区域内栽种的绿植应无刺无毒，最好能够体现不同时令的特色。

（5）路面平坦、防滑、无明显高差，可直接通往室内。

活动区域内的步行路路面应平坦、防滑、无明显高差。步行道应为连续的环道（最好避免单环道，可选择八字形或交叉的多环道），并且能够直接通往室内；室内地面与步行道交汇区域的色调应一致。

（6）出口通向安全区域。

活动区域内的所有出入口均应通向安全区域，避免失智症老人误入高危区域或者走失。

（7）观赏水面不宜太深，设置防护措施。

活动区域内供老年人观赏的水面不宜太深，深度超过 0.6 m 时应设防护措施。

第四章

失智症老人日常照护

生活照护是养老机构为失智症老人提供的主要服务内容，关系到老人在养老机构生活的衣食住行、个人卫生和健康。提供日常照护时，护理人员应具有较好的耐心和责任心，以及高水平的专业技能，并按步骤、有条理地展开服务。

第一节　照护前准备

失智症作为一种疾病，有轻重之分，疾病严重程度不同，其照护和治疗措施也有所差别。对于即将入住的老人，养老机构需要评估老人是否患有失智症；对已入住的确诊为失智症的老人，养老机构则需定期评估失智症老人的病情程度，以便采取相应的治疗措施。

一、简易精神状态量表

失智症老人常用的测量量表有：简易精神状态量表（MMSE）、Blessed 行为量表（BBS）。表 4 - 1 为简易精神状态量表（MMSE），主要用于评估老人是否罹患失智症。

表 4 - 1　简易精神状态量表（MMSE）

床号：＿＿＿＿＿　姓名：＿＿＿＿＿　性别：＿＿＿＿＿
年龄：＿＿＿＿＿　病区：＿＿＿＿＿　评估者：＿＿＿＿＿

	不正确	正确
定向力		
1. 今年的年份是什么？	0	1
2. 现在是什么季节？	0	1
3. 现在是几月份？	0	1
4. 今天是几号？	0	1
5. 今天是星期几？	0	1
6. 这是什么城市？	0	1
7. 这是什么区（城区名）？	0	1

8. 这是什么医院(医院名)?	0	1
9. 这是第几层楼?	0	1
10. 这是什么地方(地址、门牌号)?	0	1

即刻记忆

现在我告诉您三种东西的名称,在我讲完后,请您重复一遍,并记住这三种东西的名称,因为等一下我要再问您(以第一次回答记分)。

11. 皮球	0	1
12. 国旗	0	1
13. 树木	0	1

注意力与计算能力

100 减 7,连续减 5 次(若错了,但下一个回答是对的,得 1 分)

14. 93	0	1
15. 86	0	1
16. 79	0	1
17. 72	0	1
18. 65	0	1

回忆能力

现在请您告诉我,刚才我要您记住的三样东西的名称是什么?

19. 皮球	0	1
20. 国旗	0	1
21. 树木	0	1

语言能力

续 表

访问员拿出手表,并问"这是什么?"再拿出一支铅笔,并询问同样的问题。

22. 手表	0	1
23. 铅笔	0	1

重复

24. 请您跟我说:"四十四只石狮"	0	1

三步命令:给被测试者一张白纸并告诉他/她,"用您的右手拿起纸,对折并把纸放在地板上"。

25. 被测试者用右手拿起纸	0	1
26. 被测试者将纸对折	0	1
27. 被测试者把纸放在地板上	0	1

阅读:访问员把写有"闭上您的眼睛"大字的卡片交给被测试者,请被测试者照着这张卡片所写的去做。

28. 被测试者闭上了眼睛	0	1

书写:请被测试者写一句完整的、有意义的句子(必须有主语、谓词并有意义)。

29. 被测试者写了一个句子	0	1

复制

30. 请您照样子画图	0	1

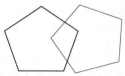

评分标准:总分范围为0～30分;评定患有失智症的标准依文化程度而不同,文盲<17分,小学程度<20分,中学以上<24分。

二、临床痴呆评定量表

评估老人的失智症病情程度常用的临床量表有临床痴呆评定量表（Clinical Dementia Rating，CDR）。临床鉴别诊断最主要的工具则是 CT 和核磁共振（MRI）。此外，清水教授等人在丰富的临床经验基础上编制的老年期痴呆简易症状量表（NS－1）也可用于评估老人失智症病症程度。表4－2是临床痴呆评定量表。

表4－2　临床痴呆评定量表

项目	正常 CDR＝0	可疑 CDR＝0.5	轻度 CDR＝1.0	中度 CDR＝2.0	重度 CDR＝3.0
记忆力	无记忆力缺损或只有轻微不恒定的健忘	轻微、持续的健忘；对事情能部分回忆；"良性"健忘	中度记忆缺损；对近事遗忘突出；记忆缺损对日常生活与活动有妨碍	严重记忆缺损；仅能记着过去非常熟悉的事情；对新发生的事情则很快遗忘	严重记忆力丧失；仅存片段的记忆
定向力	完全正常	除在时间关系定向上有轻微困难外，定向力完全正常	在时间关系定向上有中度困难；对检查场所能做出定向；对其他的地理位置可能有定向	在时间关系上严重困难，通常不能对时间做出定向；常有地点失去定向问题	仅有人物定向
判断与解决问题的能力	能很好地解决日常、商业和经济问题；能对过去的行为和业绩做出良好的判断	仅在解决问题、辨别事物间的相似点和差异点方面有轻微的损害	在处理问题和判断问题上有中度困难；对社会和社会交往的判断力通常保存	在处理问题、辨别事物间的相似点和差异点方面有严重损害；对社会和社会交往的判断力通常有损害	不能做出判断，或不能解决问题

续 表

项目	正常 CDR＝0	可疑 CDR＝0.5	轻度 CDR＝1.0	中度 CDR＝2.0	重度 CDR＝3.0
工作和社会交往能力	在工作、购物、一般事务、经济事务、帮助他人和与社会团体社交方面,具有通常水平的独立活动能力	在这些活动方面有损害的情况,仅是可疑的或轻微的损害	虽然仍可以从事部分活动,但不能独立进行这些活动;在不经意的检查中看起来表现正常	很明显地不能独立进行室外活动;但看起来能够参加家庭以外的活动	不能独立进行室外活动,看起来病得很重,也不可能参加家庭以外的活动
家庭生活和个人业余爱好	家庭生活、业余爱好、智力均保持良好	家庭生活、业余爱好、智力活动方面仅有轻微的损害	家庭生活有轻度而肯定的损害;较困难的家务事被放弃;较复杂的业余爱好和活动被放弃	仅能做简单的家务事;兴趣减少且非常有限,做得也不好	在自己的卧室时间多,不能进行有意义的家庭活动
独立生活自理能力	完全自理	完全自理	需要监督	在穿衣、个人卫生以及保持个人仪表方面需要帮助	个人照料需要更多帮助;通常不能控制大小便

只有当损害是由于认知功能缺损引起才进行计分,由其他因素(如肢体残疾)引起的不计分

注:记忆力(M)是主要项目,其他的是次要项目。

如果至少3个次要项目计分与记忆计分相同,则 CDR＝M;

当3个或以上次要项目计分高于或低于记忆计分时,CDR＝多数次要项目的分值;

当3个次要项目计分在 M 的一侧,2个次要项目计分在 M 的另一侧时,CDR＝M;

当 M＝0.5时,如果至少有3个其他项目计分为1或以上,则 CDR＝1;

如果 M＝0.5,CDR 不能为0,只能是0.5或1;

如果 M＝0,CDR＝0,除非在2个或以上次要项目存在损害(0.5或以上),这时 CDR＝0.5。

特殊情况:

1. 次要项目集中在 M 一侧时,选择离 M 最近的计分为 CDR 得分(例如,M 和一个次要项目＝3,2个次要项目＝2,2个次要项目＝1,则 CDR＝2)。

2. 当只有1个或2个次要项目与 M 分值相同时,只要不超过2个次要项目在 M 的另一边,CDR＝M。

3. 当 M＝1或以上,CDR 不能为0;在这种情况下,当次要项目的大多数为0时,CDR＝0.5。

该量表用于医生与患者及其家属交谈获得信息，医生对信息加以提炼，完成对患者认知受损程度的评估，继而快速评定患者病情的严重程度。

评定的领域包括记忆力、定向力、判断与解决问题的能力、工作和社会交往能力、家庭生活和个人业余爱好、独立生活自理能力。医生对以上六项能力的每一个方面分别做出从正常到重度五级评估，但每项功能的得分不叠加，而是根据总的评分标准将六项能力的评定综合成一个总分，其结果以 0 分、0.5 分、1 分、2 分、3 分表示，分别判定为正常、可疑、轻度、中度、重度等五级。

（三）老年人能力评估

同其他老人一样，失智症老人入住养老机构时需进行入院评估，以了解老人的健康情况及所需的照护等级。评估可采用老年人能力评估量表（见表4-3），具体评估过程可参考养老机构常用入住流程。

表4-3　老年人能力评估量表

① 被评估者基本信息表

姓名	
性别	1. 男　　2. 女
出生日期	□□□□年□□月□□日
身份证号	□□□□□□□□□□□□□□□□□□
社保卡号	
民族	1. 汉族　2. 少数民族_____
文化程度	1. 文盲　2. 小学　3. 初中　4. 高中/技校/中专 5. 大学专科及以上　6. 不详

续　表

宗教信仰	0. 无　1. 有＿＿＿	
婚姻状况	1. 未婚　2. 已婚　3. 丧偶　4. 离婚　5. 未说明的婚姻状况	
居住情况	1. 独居　2. 与配偶/伴侣居住　3. 与子女居住　4. 与父母居住 5. 与兄弟姐妹居住　6. 与其他亲属居住 7. 与非亲属关系的人居住　8. 居住在养老机构	
医疗费用 支付方式	1. 城镇职工基本医疗保险　2. 城镇居民基本医疗保险 3. 新型农村合作医疗　4. 贫困救助　5. 商业医疗保险　6. 全公费 7. 全自费　8. 其他＿＿＿＿＿＿	
经济来源	1. 退休金/养老金　2. 子女补贴　3. 亲友资助　4. 其他补贴 ＿＿＿＿＿＿	
疾病诊断	痴呆	0. 无　1. 轻度　2. 中度　3. 重度
	精神疾病	0. 无　1. 精神分裂症　2. 双相情感障碍 3. 偏执性精神障碍　4. 分裂情感性障碍 5. 癫痫所致精神障碍　6. 精神发育迟滞伴发精神障碍
	慢性疾病	
近 30 天内 意外事件	跌倒	0. 无　1. 发生过 1 次　2. 发生过 2 次　3. 发生过 3 次 及以上
	走失	0. 无　1. 发生过 1 次　2. 发生过 2 次　3. 发生过 3 次 及以上
	噎食	0. 无　1. 发生过 1 次　2. 发生过 2 次　3. 发生过 3 次 及以上
	自杀	0. 无　1. 发生过 1 次　2. 发生过 2 次　3. 发生过 3 次 及以上
	其他	

② 日常生活活动评估表

二级指标	定 义	评分	等级划分标准
进食	用餐具将食物由容器送到口中、咀嚼吞咽等过程		10分,可独立进食
			5分,需要部分帮助
			0分,需要极大帮助或完全依赖他人,或经鼻饲进食或给药
洗澡	洗澡的全过程		5分,可独立洗澡
			0分,需要他人帮助
修饰	洗脸、刷牙、梳头、刮脸等		5分,可独立完成
			0分,需他人帮助
穿衣	穿衣服、系扣、拉拉链、穿脱鞋袜、系鞋带		10分,可独立完成
			5分,需要部分帮助
			0分,需极大帮助或完全依赖他人
大便控制	能控制大便		10分,可控制大便
			5分,偶尔失控(每周<1次),或需要他人提示
			0分,完全失控
小便控制	能控制小便		10分,可控制小便
			5分,偶尔失控(每周<1次),或需要他人提示
			0分,完全失控
如厕	去厕所、解开衣裤、擦净、整理衣裤、冲水		10分,可独立完成
			5分,需要部分帮助
			0分,需极大帮助或完全依赖他人

续　表

二级指标	定　义	评分	等级划分标准
床椅转移	能够移动床椅		15分,可独立完成
			10分,需部分帮助
			5分,需极大帮助
			0完全依赖他人
平地行走	能够在平地上行走		15分,可独立在平地上行走45分钟
			10分,需部分帮助
			5分,需极大帮助
			0分,完全依赖他人
上下楼梯	能够上下楼梯		10分,可独立上下楼梯(连续上下10～15个台阶)
			5分,需部分帮助
			0分,需极大帮助或完全依赖他人

③ 精神状态评估表

二级指标	定　义	评分	等级划分标准
认知功能	"我说三样东西,请重复一遍,并记住,一会儿会问您":苹果、手表、国徽		0分,画钟正确,且能回忆出2～3个词 1分,画钟错误,或只能回忆0～1个词 2分,已确诊为认知障碍,如阿尔茨海默病
	画钟测验:"请您在这儿画一个圆形的时钟,在时钟上标出10点45分"		
	回忆词语:"现在请您告诉我,刚才我要您记住的三样东西是什么?" 答:＿＿、＿＿、＿＿		

续　表

二级指标	定　义	评分	等级划分标准
攻击行为			0分,无身体攻击行为和语言攻击行为
			1分,每月有几次身体攻击行为,或每周有几次语言攻击行为
			2分,每周有几次身体攻击行为,或每日有语言攻击行为
抑郁症状			0分,无
			1分,情绪低落、不爱说话、不爱梳洗、不爱活动
			2分,有自杀念头或自杀行为

④ 感知觉与沟通评估表

二级指标	定　义	评分	等级划分标准
意识水平			0分,神志清醒,对周围环境警觉
			1分,嗜睡,表现为睡眠状态过度延长。当呼唤或推动其肢体时可唤醒,并能进行正确的交谈或执行命令,停止刺激后又继续入睡
			2分,昏睡,一般的外界刺激不能使其觉醒,给予较强烈的刺激时可有短时的意识清醒,醒后可简短回答问题,当刺激减弱后又很快进入睡眠状态
			3分,昏迷,处于浅昏迷时对疼痛刺激有回避和痛苦表情;处于深昏迷时对刺激无反应(若评定为昏迷,直接评定为重度失能,可不进行以下项目的评估)

二级指标	定　义	评分	等级划分标准
视力	若平日戴老花镜或近视镜,应在佩戴眼镜的情况下评估		0分,能看清书报上的标准字体
			1分,能看清楚大字体,但看不清书报上的标准字体
			2分,视力有限,看不清报纸大标题,但能辨认物体
			3分,辨认物体有困难,但眼睛能跟随物体移动,只能看到光、颜色和形状
			4分,没有视力,眼睛不能跟随物体移动
听力	若平时佩戴助听器,应在佩戴助听器的情况下评估		0分,可正常交谈,能听到电视、电话、门铃的声音
			1分,在轻声说话或说话距离超过2米时听不清
			2分,正常交流有些困难,需在安静的环境中或大声说话时才能听到
			3分,讲话者大声说话或说话很慢,才能部分听见
			4分,完全听不见
沟通交流	语言沟通和非语言沟通		0分,无困难,能与他人正常沟通和交流
			1分,能够表达自己的需要及理解别人的话,但需要增加时间或给予帮助
			2分,表达需要或理解有困难,需频繁重复或简化口头表达
			3分,不能表达需要或理解他人的话

⑤ 社会参与评估表

二级指标	评分	等级划分标准
生活能力		0分,除个人生活自理外,能料理家务活,管理家庭事务
		1分,除个人生活自理外,能做家务但做不好,家庭事务安排欠条理
		2分,个人生活能自理,但做家务需他人帮助
		3分,个人基本生活事务能自理,在督促下可洗漱
		4分,个人基本生活事务部分需要或完全依赖他人帮助
工作能力		0分,原来熟练的脑力工作或体力技巧性工作可照常进行
		1分,原来熟练的脑力工作或体力技巧性工作能力有所下降
		2分,原来熟练的脑力工作或体力技巧性工作明显不如以往,部分遗忘
		3分,对熟练工作只有一些片段保留,技能全部遗忘
		4分,对以往的知识或技能全部遗忘
时间/空间定向		0分,时间观念清晰,可单独出远门,能很快掌握新环境的方位
		1分,时间观念有些变差,年、月、日清楚,但有时相差几天,可单独来往于较近的地方,知道现住地的名称和方位,但不知回家路线
		2分,时间观念较差,年、月、日不清楚,可知上半年或下半年,只能单独在家附近行动,对现住地只知名称,不知方位
		3分,时间观念很差,年、月、日不清楚,可知上午或下午;只能在邻居间走动,对现住地和方位均不知
		4分,无时间观念,不能单独外出
人物定向		0分,知道并能够分辨家庭成员间的年龄、身份、成员关系、称呼
		1分,只知家中亲密近亲的关系
		2分,只能称呼家中亲人,或只能照样称呼,不知其关系,不辨辈分

二级指标	评分	等级划分标准
人物定向		3分,只认识经常同住的亲人,可称呼子女或孙子女,可分辨熟人或生人
		4分,只认识保护人,不辨熟人和生人
社会交往能力		0分,参与社会活动,有一定的适应能力,待人接物恰当
		1分,能适应单纯环境,主动接触人,初见面时不易被发现有智力问题,不能理解隐喻语
		2分,脱离社会,可被动接触,不会主动待人,谈话中有很多不适词语,容易上当受骗
		3分,勉强可与人交往,谈吐内容不清楚,表情不恰当
		4分,难与人接触

⑥ 一级指标等级划分

一级指标	总分	等级	等级划分标准
日常生活活动			0 能力完好:总分 100 分 1 轻度受损:总分 65~95 分 2 中度受损:总分 45~60 分 3 重度受损:总分≤40 分
精神状态			0 能力完好:总分 0 分 1 轻度受损:总分 1 分 2 中度受损:总分 2~3 分 3 重度受损:总分 4~6 分
感知觉与沟通			0 能力完好:意识清醒,视力和听力为 0 或 1,沟通为 0 1 轻度受损:意识清醒,视力或听力至少一项为 2,或沟通为 1 2 中度受损:意识清醒,视力或听力至少一项被评为 3,或沟通为 2 及以下 3 重度受损:意识清醒或嗜睡,视力或听力至少一项被评为 4,或沟通为 3;或昏睡/昏迷

一级指标	总分	等级	等级划分标准
社会参与			0 能力完好：总分 0～2 分 1 轻度受损：总分 3～7 分 2 中度受损：总分 8～13 分 3 重度受损：总分 14～20 分

⑦ 老年人能力等级划分

能力等级	等级名称	等 级 标 准
0	能力完好	日常生活活动 0 级；精神状态 0 级；感知觉与沟通 0 级；社会参与 0 或 1 级
1	轻度失能	日常生活活动 0 级；精神状态、感知觉与沟通至少有一项为 1 级及以上，或社会参与 2 级； 日常生活活动 1 级，精神状态、感知觉与沟通、社会参与三者至少有一项为 0 或 1 级
2	中度失能	日常生活活动 1 级，精神状态、感知觉与沟通、社会参与均为 2 级，或有一项为 3 级； 日常生活活动 2 级，精神状态、感知觉与沟通、社会参与中有 1～2 项为 1 或 2 级
3	重度失能	日常生活活动 3 级； 日常生活活动、精神状态、感知觉与沟通、社会参与均为 2 级； 日常生活活动 2 级，精神状态、感知觉与沟通、社会参与至少有一项为 3 级

注：1. 处于昏迷状态，直接评定为重度失能。若意识转为清醒，需重新评估。

2. 有以下情况之一者，在原能力级别上提高一个等级：① 确诊为认知障碍/痴呆；② 确诊为精神疾病；③ 近 30 天内发生过 2 次及以上意外事件（如跌倒、噎食、自杀、走失）。

第二节　制订个案照护计划

照护小组根据评估的结果联合医务、社工、康复等部门共同制订详细的个案照护计划,例如"日常生活照护计划""健康状况护理计划""康复照护计划"等。照护计划制定后,向家属详细解释,并得到老人或其监护人的确认。个案照护计划制订流程见图4-1。

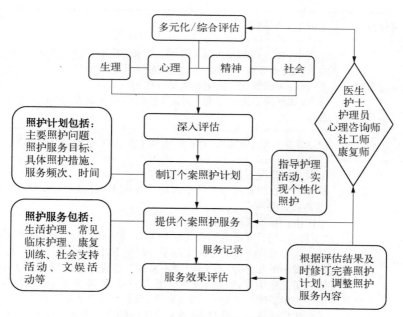

图4-1　个案照护计划制订流程

此外,失智症老人会伴随有攻击、躁狂等异常症状,这些症状的外在表现常易与精神疾病的表现混淆,需要在评估和照护过程中仔细地区别和对应。因此照护小组应加强对失智症的认识和学习,加强对精神和行为症状的管理。

第三节 照护过程记录案例

以下为以实际养老机构失智症老人案例为基础进行的照护记录,供工作参考之用。

照护小组记录案例1

案例标题	王医生案例记录
基本信息情况	王医生,女,74岁,重度认知障碍,退休前从事护士工作(工厂医务室),大家称呼她为王医生。喜欢越剧,平时喜哼唱,由于记忆力变差,在提示或带领下能记起大部分曲词。日常生活如个人卫生、穿脱衣、如厕都需协助才能完成,可自己行走和进食,但进食速度非常慢
症状表现	记忆障碍,沐浴中骂人,存在反抗和不配合行为,夜间无方向感
案例介绍	王医生不肯配合沐浴、理发、穿脱衣。 护理人员在理发前与王医生沟通:"王医生,我们来理发好吗? 理完发会更精神。" 王医生:"我不要理。" "王医生,您看您的老朋友也在理发,我们一起理。"这时护理人员让王医生的同伴牵着王医生的手一起坐下,此方法可行。 但是没坐下几分钟,她又说"我不要理",边说边想站起来。这时护理人员急中生智,哼起了王医生熟悉的歌曲,听到熟悉的歌声,王医生也跟着哼唱了起来,情绪好转,理发进行得也很顺利。 王医生白天有时自言自语,重复说同一句话。夜间起床如厕时,不认得自己的床,说没床,护理人员哄劝几句,她有时会情绪激动,但护理人员会顺着王医生,以免她情绪再激动
照护目标	合理安排日常娱乐活动,心情愉悦,在指导下配合护理工作
照护措施	参与娱乐活动(打立体乒乓球、拍皮球、唱越剧歌曲、识字看图);心理护理;看护指导,参与捡豆子劳动,发挥尚存余力;维护自尊,不责骂

续　表

效果评价	在记忆家园,长者比较集中,王医生和同伴生活在一起有了安全感和信任感,所以平时坐得住了,和同伴一起在走道里散步,跟着护理人员唱越剧,打乒乓球,拍皮球(准确性较高),笑嘻嘻,话语不多,坐在桌旁,自己拍手,嘴里哼歌;进食速度还是非常慢
特殊注意事项	防跌倒,防走失,防烫伤

照护小组记录案例 2

案例标题	老和案例记录
基本信息情况	老和,女,84 岁,中度认知障碍,喜欢被称呼为"老和"。退休前的职业是涤纶厂工程师。喜欢运动,如打羽毛球;喜欢到老年大学参加活动,会唱革命歌曲。日常生活如进食、个人卫生、穿脱衣、如厕及排泄都很大程度需要帮助才能完成
症状表现	昼夜节律失调、缺乏安全感
案例介绍	老和家住金山区梅州新村,独居,家属每周探望两三次。平时自己用电磁炉烧饭,自己去梅州菜市场购物。在 2019 年下半年出现不愿学习新事物、不愿社交、不愿积极锻炼身体等明显退化现象。据家属自述,老人在家里出现一整夜不睡觉、白天打瞌睡的情况,需使用药物助眠。2020 年 1 月 14 日入住我院,仍是昼夜节律失调,19 点左右睡觉,22 点左右会起床。护理人员安抚老和"现在是晚上,您继续睡觉",她很配合,扶着躺床上继续睡觉,凌晨 2 点左右又起床,拿着自己的包,要去梅州菜场买菜烧早饭。护理人员又安抚,说:"现在天还没亮,您再睡一会,等天亮了,我和您一起去买菜。"老和说:"哦,好的。"又躺床上继续睡觉。3 月份出现睡眠非常差的情况,每隔五六分钟就要起床,自己起床摔倒风险比较大,护理人员一直陪在她身边,看她睡着了才离开。过一会她又醒了,看到护理人员陪在身边,她知道是在保护她。又有几个夜间出现撕纸的现象,且满屋子都是,出现夜间不睡觉、白天打瞌睡的情况。针对这些情况,院方推荐她到记忆门诊接受治疗,开始服用精神类药物
照护目标	合理安排日常娱乐活动,心情愉悦,昼夜正常作息

续 表

照护措施	参与娱乐活动(打立体乒乓球、拍皮球、唱革命歌曲、识字看图)——提升白天的精神活跃度;心理护理(安抚、平时和她沟通谈话,夜间睡醒后陪一会,增加安全感);维护自尊,不责骂
效果评价	服用精神类药物一个月后,夜间睡眠有改善;白天增加她的娱乐活动,积极性尚可,活动能力较强,打乒乓球的准确性也比较高,为她测体温时还会主动打招呼
特殊注意事项	防跌倒,防走失,防烫伤

照护小组记录案例 3

案例标题	张阿姨案例分析
基本信息情况	张阿姨,女,80 岁,重度认知障碍,患失智症 4 年多。入住前曾有走失经历,退休前在上海植物园工作,从事园林、盆景设计,花卉布置等工作。在女儿眼里,张阿姨是一位聪明、勤劳、善良和蔼的母亲,对家庭无微不至地照顾,对工作有杰出的贡献(创立了草药园,并多次被评为先进工作者)。目前日常生活,如个人卫生、穿脱衣、如厕等,都需要帮助才能完成,进食、移动需要协助
症状表现	记忆障碍、沟通有一定困难(意识性不强)、定位差、大小便失禁、曾出现暴力攻击行为、情绪障碍(愤怒或激动)、夜间睡眠障碍
案例介绍	张阿姨刚入住我院时记忆力较差,为人和善,聊天中会讲述自己以前的事情。看到护理人员忙碌,她会心疼地帮护理人员捏揉按摩。她只记得自己两个女儿和一手带大的外孙的名字。护理人员也亲切地称呼她"老娘"。入院第二年,精神行为开始变化,出现无原因暴力倾向(甚至追着护理人员打)、拍桌子、跟其他老人吵架等情况,力气很大;夜间睡眠差:20 点至凌晨 2 点入睡,醒后要起床,把被子塞马桶里、水池里,要么打开水龙头一直放水,掀同室老人的被子,护理人员陪护着让她入睡,虽然眯着眼,但未熟睡,护理人员一旦离开,她自己又要起床折腾。情绪不稳定的时候,即使快要吃饭了,也会自顾自地走出餐厅,往后面的院子和小树林走,喊不停、叫不应。护理人员喊:"老娘,你要去哪里呀? 你不吃饭,小女儿我要心疼的呀!"护理人员左手握着她右手、侧对着她,用右手轻抚着

案例介绍	她的胸口,说:"我知道老娘心疼小女儿的,快跟小女儿一起吃饭去吧,我有点饿了。"这时候她会心动,故作家长训话一样用右手指碰下护理人员脑袋,说道:"你这个小鬼,就你调皮,好了好了,回去回去。"到了餐厅,还要将自己的饭菜让给护理人员吃)。护理人员带着失智症老人一起到院内散步时候,张阿姨走在最后面,不跟着队伍走。由于药物作用,表情反应比较木讷,走路倾斜,定位方向感差,她会弯腰去抓地面的分界线,摸摸墙面,拉拉门把手。墙面上的开关,地面墙角线和地毯都被她抠坏掉。发脾气时候护理人员及时安抚"老娘",让她单独待在一个活动室里冷静一会。植物盆栽任务认领:鉴于她以前从事的职业,安排她负责记忆家园盆栽的浇水工作(她也记不住,护理人员协助操作)
照护目标	合理安排日常生活照顾,安抚稳定情绪,心情愉悦,保证晚年生活质量
照护措施	参与集体益智娱乐活动(纸牌游戏,数字接龙,简单拼图,搭积木,挑豆子);隔离、药物控制、安抚攻击行为;心理护理,及时夸赞、肯定她,平静情绪,转移注意力;适量运动(牵手散步,安全护理);维护自尊,不责骂
效果评价	经过一段时间的药物调整和精心护理,鉴于身体倾斜不平衡性,又作了药物调整,目前无攻击行为,情绪较稳定。夜间睡眠可一觉到天亮。仍有摸摸墙壁、抠抠电梯门、抓抓地面分界线的情况

照护小组记录案例4

案例标题	老杨案例分析
基本信息情况	老杨,男,80岁,重度认知障碍,喜欢被称呼为"老杨"。退休前是电信局工会主席、党委委员,有过8年海军服役经历。日常生活,如进食、个人卫生、穿脱衣、如厕,都完全需要帮助才能完成,可独立完成移动,需要安全护理
症状表现	记忆障碍、沟通困难(语言表达和理解困难)、大小便失禁、吞咽略困难、曾出现攻击行为、坐立不安、情绪障碍(愤怒或激动)

案例介绍	老杨刚入住我院时,基本无法交流,有行动能力,坐立不安,多徘徊。护理过程中易怒、不配合,表现为对进食、沐浴、穿脱衣等护理不配合。 进食方面:三餐需喂食。静坐片刻就要起身行走,护理人员安抚道:"老杨,坐下来,饭好香,来,尝一口。"老杨看看护理人员,"昂"一声(无配合反应,有继续离开餐桌动作),见他嘴张开,护理人员立即用勺子喂一口,哄着也坐不住,就追着喂,直到饭喂完(半流质饮食,喂到嘴里,自己嚼嚼下咽)。 沐浴方面:首先跟老杨一边沟通一边拉着他去浴室,脱衣服时候出现愤怒发脾气表情,不肯让人触碰他的身体,伸出拳头想殴打人,面部绷起来。这时换另一位护理人员去帮助脱衣,并安抚老杨,在水池里(有温水)放一个小玩具转移他的注意力,当他去拿玩具或沐浴球时,护理人员赶紧帮助脱衣,由于身体比较僵硬,洗澡时一直由两位护理人员协调操作。刚开始冲洗时候,一位护理人员引导老杨玩水里的玩具,另一位护理人员站在背后用温水轻轻冲背。洗浴完成后,穿衣时不肯坐在凳子上,在安全的基础上站立穿衣服。 清洁护理方面:老杨大小便失禁,需护理人员定时协助如厕。老杨身体僵硬,到了马桶旁边,护理人员帮他脱下裤子后,因老杨不配合,需要在他双肩搋一下协助老杨坐下。有时会尿在裤子上,护理人员发现后立即为他更换裤子,拉他回房间的时候,会出现伸拳、脚踢的攻击行为,这时换一位护理人员哄着操作,或者停一会让老杨情绪冷静下来再去护理。家属自述,多人在一起聊天,他会出现愤怒或激动的情绪,需冷处理,一会就好了
照护目标	合理安排日常生活照顾,安抚情绪,心情愉悦,保证晚年生活质量
照护措施	参与娱乐活动(玩麻将)——增加记忆力;身体护理技巧(转换护理人员或多次护理,或冷处理)——攻击行为;心理护理(安抚、平时多和他讲话,及时夸赞、肯定他,如完成进食后)——平静情绪,转移注意力;适量运动(牵手散步)——安全感、目前尚存的行动能力。维护自尊,不责骂
效果评价	经过一段时间的照护,老杨虽然不能辨认人,但适应了记忆家园的集体生活,和其他入住长者和护理人员产生了感情,有了这个基础加上药物干预和年龄因素,入院一年后老杨的变化很明显。老杨现状:进食期间能坐得住;穿脱衣,躺床上睡觉无明显反抗动作(身体还是比较僵硬,完全需护理人员护理操作);洗澡时把他围在浴室墙角处,在他手里放一只玩具,洗完澡后笑嘻嘻的,很开心;拉着老杨的手散步,歇息协助坐下的时候,比较配合,有时躺在躺椅上悠闲自在地眯着眼休息
特殊注意事项	防跌倒,防噎食,防走失,防烫伤,防暴力

社会工作小组记录案例 5

一、基本资料

萍奶奶,女,89 周岁,个子不高、微胖,脸部表情因患脑梗死而略显松弛和迟钝。入院前有过高血压史,做过白内障手术,曾在 2011 年发生脑梗死、脑萎缩,经医生确诊为老年失智症患者。

服务对象于 2013 年 11 月入住养老院,不久就和同房间的老人发生矛盾,两人的关系一度非常紧张。此外,服务对象说宁波话,因此和其他人交流有一定的障碍。

二、背景资料

1. 家庭背景资料

服务对象和老伴一共孕育了 6 个子女,3 个儿子、3 个女儿。老伴于 2011 年过世。6 个子女都挺孝顺,会轮流来看望服务对象。据服务对象本人陈述,子女们对她都比较孝顺,就是二儿媳比较自私,有时会惹她生气。

2. 主要社会关系

自入院后她就和同房间的一位许姓老人发生矛盾,关系一直比较紧张。除了和同房间的老人有一定沟通外,目前服务对象和其他老人沟通比较少。除子女外,服务对象无其他接触者。

3. 过往人生经历

服务对象 1925 年出生,5 岁时父亲去世,母亲独自把她拉扯长大。12 岁时矮小的她被选为新四军的通讯员,曾冒着生命危险为新四军送情报。后来她的指导员全家被烧牺牲,她也就脱离了组织。15 岁时她和亲戚一起来到上海,在梅生药房打工谋生。24 岁时她嫁给了药房的伙计,之后她的丈夫还担任了梅生药房的经理。婚后与丈夫共同孕育了 6 个子女,3 男 3 女。抗日战争时与丈夫回到了无锡老家,1947 年回到上海,一直借住在人民路 59 号。之后,她在里弄里做了赤脚医生,她记得 1960 年

3月她拿到了16.4元的工资。在服务对象的描述中,她一生经历坎坷,生活困苦。(以上记录大都来自服务对象的口述)

三、主要问题

社会工作者通过多次正面访谈和侧面访谈,综合对服务对象本人、服务对象子女以及护理人员的访谈,初步预估服务对象有如下主要问题:

(1)生理:患多种老年性疾病、认知障碍。

(2)心理:由于认知障碍而存在情绪易激动、被害妄想等非理性信念。

(3)人际关系:口音重,与其他老人存在沟通障碍;与同房间老人有矛盾,甚至发展到动手打架的地步。

(4)社会参与:参与院内外的活动比较少。

(5)环境适应:刚来养老院,对院内的生活还不适应。

服务对象因为语言的障碍以及生理、心理、人际关系、社会参与等方面问题,短时间内无法很好地适应养老院的生活环境。社工期望在与其建立良好专业关系的基础上开拓其思维、丰富其生活、强化其社会支持系统,以此来帮助服务对象更好地适应养老院的集体生活。

四、问题分析

在医护人员的眼里,服务对象是一个脾气差、性格倔强、很难沟通的老人;在其他老人眼里,服务对象喜欢吹毛求疵,所以也很少与服务对象交往;在亲属的眼里,老人逐渐变得不可理喻,认为她可能存在一定的心理问题。可是社会工作者通过深入访谈了解到,其实服务对象是个自尊心强、乐于助人和热爱生活的老人。服务对象表现得难以沟通和脾气差主要有以下三个原因。第一个原因是她很难接受自己入住养老院这件事,在她的固有观念中,入住养老院的都是孤老或者生活比较贫困的老人。用她自己的话说:我含辛茹苦地抚养六个子女,到头来却要住养老院?第二个原因是她脱离小家庭来到养老院,一下子很难适应以院纪院规为标准的集体生活。第三个原因是她说着带有浓重口音的宁波话,脸部表情又因为患过脑梗而变得僵硬,所以会给人留下难以沟通或脾气差的错觉。当然,主要原因还是失智症引发的情绪、心理以及行为上的变化。

五、服务模式:人本治疗模式

人本治疗模式的影响非常广,被认为是继弗洛伊德心理分析、行为治疗模式之后的第三种思想流派,无论是在对人性的理论假设方面还是在实际的个案辅导工作中,人本治疗模式都与以往的个案工作理论分析不同。人本治疗模式的理论来源主要是人本主义心理学,它在实际的个案辅导治疗过程中经过不断的运用和总结形成独特的治疗模式。人本治疗模式是由美国心理学家卡尔·罗杰斯(C. R. Rogets)创立的,其理论分析模式的发展大致可划分为四个阶段:非指导性治疗阶段、当事人治疗中心阶段、治疗的条件阶段和以人为中心治疗阶段。人本治疗模式来源于人本主义心理学,是人本主义心理学在治疗领域的运用和发展,其主要的理论假设包括对人性的基本看法、求助者的主观经验世界、自我概念以及心理适应不良和心理失调等。

工作者刚开始接触服务对象时,在与服务对象建立了良好和稳固的专业关系的基础上,试着以人本治疗模式来探寻服务对象的主观世界及自我概念,并通过建立和谐、接纳的合作关系帮助服务对象更好地理解自己、接纳自己,并适时地处理她因内化他人价值条件之后出现的心理适应不良。

六、服务目标和计划

(一)服务总目标

给予服务对象更多的倾听、关怀、尊重和接纳,鼓励她参与社工活动,帮助其建立更多的支持系统,使服务对象更好地适应养老院的生活环境。

（二）具体服务目标

（1）给予服务对象更多的倾听、关怀、尊重和接纳；

（2）鼓励服务对象参与她感兴趣的社工活动，丰富其生活、陶冶其情操；

（3）调和服务对象与同房间老人之间的关系，使其学会互相体谅、互相关怀；

（4）鼓励服务对象与更多的老人建立友情；

（5）给予服务对象的子女一定的关心、支持，鼓励他们更多地关心和体贴老人的需求。

（三）具体行动计划

（1）社工每周探望老人三四次，每月3次深度面谈；

（2）鼓励服务对象参与一两个兴趣小组；

（3）运用人本治疗模式帮助服务对象认识并消除价值条件化的自我概念，以及由此产生的各种观念、感受和行为，使她逐渐认识真实的自己，发现自己的真实需要，变成一个能够充分发挥自己能力的人；

（4）创造条件让服务对象与同房间的老人进行一两次面对面沟通，减少她们之间的猜忌和不满；

（5）与服务对象的子女沟通一两次，给予他们关心和支持，并丰富他们关爱老人的方法和技巧。

七、服务过程概要

第一个阶段：建立和谐和接纳的合作关系。

在接手服务对象的个案工作时，服务对象刚入院就和同房间老人发生矛盾，甚至大打出手而被其他老人和护理人员贴上难以沟通、脾气差的标签。社会工作者以一种倾听、关怀、尊重和接纳的姿态出现在服务对象面前时，马上得到了服务对象的认同。无论服务对象是在与同房间老人发生矛盾或是她在自己子女那受气时都会第一时间找到社会工作者，向社会工作者倾诉矛盾发生的前因后果并希望社会工作者能够主持公道。社会工作者一般不予以评价，只是给予服务对象充分的理解和尊重，在发现服务对象的优点时及时给予鼓励。社会工作者通过每周三四次的探访、问候，一月 3 次的深度访谈慢慢地取得了服务对象的信任，服务对象喜欢拉着社会工作者的手亲切地称呼社会工作者为"外孙女"。

第二个阶段：引导服务对象认识自我，缓解服务对象与同房间老人之间的矛盾。

社会工作者在取得服务对象的充分信任后，开始逐渐深入访谈，从了解服务对象的早期经历开始，逐渐关注服务对象的情绪、感受和需求。根据服务对象的口述，她一生经历坎坷、生活困苦。母亲和外婆是她一生感激不尽的人，而在谈到丈夫时，她常常感到愤愤不平。甚至在丈夫临终时，她还对他说："你是个好人，可是就是愚孝，太听你母亲的话。"当社会工作者深入分析服务对象对丈夫及婆婆的愤怒感受时，她告诉社会工作者丈夫和婆婆常常不尊重她，丈夫经常偷偷拿钱给自己家的人，甚至因为偏听婆婆话而与自己发生矛盾。社会工作者听得出服务对象是个自尊心很强的人，她的内心深处她渴望他人给予自己更多的尊重和肯定。

无论是服务对象对原生家庭的描述，还是她对婚姻家庭的描述，工作者看到服务对象描绘的是一个家教优良、吃苦耐劳、慷慨大方、慈爱自律的自我概念，以及从情绪和自我概念中折射出她内心深处渴望爱与归属、渴望被尊重、渴望能够自我实现的需要。因此，在服务过程中，社会工作者一直给予服务对象以肯定和关怀，让她感受到并相信"我是可爱的"。

此外，社会工作者还借着处理服务对象和同房间老人之间矛盾的契机处理了她的心理适应不良。例如，有一次同房间老人指责服务对象偷用她的卫生纸，而服务对象则矢口否认，并一再声称自己有的是钱，怎么会用别人的卫生纸。经过社会工作者的全面调查了解，得知同房间老人的卫生纸就放在卫生间的一角，刚入院的服务对象确实是误用了别人的卫生纸。但是服务对象碍于面子，怕承认自己的失误，就会被扣上小偷的帽子，所以一再否认。社会工作者耐心地向服务对象解释，每个人都会有失误的时候，并且一时的失误也并不代表自己品格有问题。同时，社会工作者还对服务对象在生活中表现出的忍耐、团结及自律加以了肯定和鼓励。最后，服务对象向社会工作者承认了自己的失误。

第三个阶段：鼓励服务对象参与活动，拓宽其生活空间，提升其自我概念。

这个阶段社会工作者服务的重点就是在充分了解服务对象的前提下，鼓励她参与各种各样的活动，以期发掘她的兴趣爱好、增加她与其他老人的互动、提升她的自我价值感。在社会工作者的鼓励下，服务对象分别尝试了书法、唱歌、影视、英语兴趣小组，目前坚持参与的有唱歌、影视和英语兴趣小组。同时，服务对象还参与了社会工作者举办的新入住老人适应能力小组、音乐治疗小组，以及由其他实习生开办的各式小组工作。目前，服务对象与养老院内大部分的老人有了一定交往，并有几个固定的"闺蜜"。同时，服务对象对院内的生活已经习惯，能够遵守院内的院纪院规，也能够与同房间的老人和睦相处。让社会工作者特别感动的是当社会工作者给予服务对象鼓励时，她也能给予社会工作者相当大的鼓励和赞赏。

第四个阶段：巩固服务成效，做好结案工作。

在服务对象有了比较大的改变时，社会工作者加强了与服务对象子女的沟通，并鼓励服务对象子女给予服务对象以更多的理解、关怀和支持。经过4个多月的服务，服务目标基本达成，社会工作者准备结案。于是，社会工作者与服务对象一起回顾了服务的全部过程，同时简单回顾了服务对象成长路上的点点滴滴——成功或者失败、欢笑或者苦恼，以及其在坎坷中的成长，并对服务对象的优点、优势和改变给予了肯定和鼓励。

本案社会工作者是养老院的专职社工，虽然个案工作结案了，但是他还是一直出现在服务对象身边，所以服务对象基本上没有出现分离焦虑。在她有困难或者有计划做一些决定时，仍然会第一时间找到社会工作者，向社会工作者倾诉或与工作者商量。

八、成效评估

社会工作者运用人本治疗的模式，以服务对象的内心需求为中心开展了为期4个月的个案工作服务，共计提供了13次专业面询服务、14次一般面谈服务、8次外围访谈服务。服务对象也定期参加了每周2～4次的兴趣小组活动，每周1～2次的小组工作，并且有了以下具体的改变：

（1）能够遵守院纪院规，与同房间老人和睦相处；

（2）能够体谅子女的处境，安于养老院的养老生活；

（3）能够参与养老院的各项活动，在活动过程中学习新技能、新知识、新思想；

（4）能够主动与其他老人进行沟通交流，并与几位投缘的老人建立了较为稳定的朋辈关系。

服务对象从刚入院时的抱怨、指责、谩骂、打架等不适应新环境的状态，慢慢地开始信任、理解、支持和鼓励他人，并开始主动参与各种活动，试着融入新环境中的生活和人际圈，这些转变无疑说明服务对象已经适应了养老院的生活，社会工作者的目标基本达到。

九、个案反思

服务对象刚入住养老院时使用抱怨、指责、谩骂、打架的方式来表达自己不愿意入住养老院、不适应养老院生活的心声，使得自己慢慢和周围的老人、工作人员以及子女形成对立。社会工作者运用人本治疗模式来协助服务对象调整心理适应不良，并通过温情的倾听、同理、关怀和鼓励来给服务对象输送正能量，协助她理解自己的内心需求，帮助她建立一个统一、正面的自我概念。社会工作者通过运用人本治疗模式及帮助其丰富兴趣、链接更多的资源后，服务对象明显地表现出了友善、自尊及其他积极的转变。社会工作者在反思时发现很多高龄老人甚至是有严重认知障碍的老人，他们也许认知、记忆和语言表达能力都比较弱，但是他们的感觉、情感能力却一点都不弱。他们可能不能够准确地理解和判断，但是他们却能够在感受温暖、理解、关爱的同时提升自我概念，最终提升他们的生活质量。因此，工作者认为在老年人社会工作领域中，人本治疗模式无疑是一种比较有效的服务模式。

第五章

机构照护中的康复活动

了解失智症老人的心理和行为特点,利用音乐照护活动、身心活化照护活动、舒压按摩照护运动及乐龄游戏,通过自主创新,策划组织符合老人生理、心理特点的健康促进活动。在开展活动过程中,能够移情,体现以老人为中心的服务理念。

第一节 音乐照护活动

案例

　　小马是刚进入老年服务中心工作的护理人员。她发现在服务中心有一位身体偏瘫的老奶奶，经常坐在轮椅上。记得第一次见到这位奶奶时，她正在落地窗边看着外面车水马龙的街道，看上去很孤独。由于行动不便，老人难以参与服务中心组织的日常娱乐活动，经常一个人坐在角落。

　　思考：如果你是这位奶奶的照护者，你应该怎样帮助老人缓解孤独？什么样的活动适合这位奶奶参加呢？

一、老年人音乐照护活动的定义

　　老年人音乐照护活动是指通过音乐的介入，辅之以多种不同乐器的演奏，利用音乐的特性带给老年人身心上的刺激，激活老人原有的生命力，从而达到增强人与人之间的联系、促进情绪稳定、提升运动感觉、改善老人认知的目的。

二、老年人音乐照护的适用人群

　　老年人音乐照护的适用人群如图5-1所示。

三、老年人音乐照护的作用

　　老年人音乐照护对老年人的具体作用如表5-1所示。

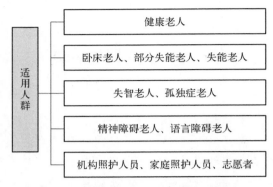

图 5-1 老年人音乐照护的适用人群

表 5-1 老年人音乐照护的作用

主 要 作 用	其 他 效 果
增进与改善人与人之间的关系	引发身体运动——康复训练
建立沟通	运用唱歌的原理促进丹田及喉头力量
稳定情绪	回想疗法
减少行动上的不安	调整呼吸
让生活有尊严	引发说话的能力
训练身体机能	乐器演奏
自我管理	训练机能
认知训练	放松与舒压

四、音乐照护操作流程

音乐照护操作流程如表 5-2 所示。

表 5-2 音乐照护操作流程

步骤	项目	操作及说明	照护标准
步骤一	准备评估工作	1. 照护者：着装整洁,衣物宽松,着平底鞋,熟悉老年人的基本情况,选取合适的音乐照护歌曲,准备好活动所需器材。	1. 给老人创造安全且舒适的活动环境,并做好相应的安全

步骤	项目	操作及说明	照护标准
步骤一	准备评估工作	2. 环境：安静整洁,温度适宜,光线充足,宽敞明亮,桌椅等摆放整齐、距离合适,室内地面平坦、防滑、有必要的无障碍设施。 3. 老年人：着装整齐,衣物宽松(宜穿裤装),裤脚卷至脚踝上,着平底鞋,活动前休息半小时。 4. 物品：手摇铃、三角铁、铃鼓、大鼓、双头木鱼、高低音木鱼、红蓝沙筒、沙铃、鸡蛋沙铃、铜钹、风铃、鸣子响板、木槌、气球伞等器材,教学用音乐疗法光盘1套,其他歌曲自选	保障措施,避免活动中的意外情况。 2. 活动前熟悉老人的基本情况,与老人耐心沟通,态度和缓。 3. 保证带动者与参与活动的老人均着合适服装,确保活动中老人的安全
步骤二	实施操作	1. 活动需要较空旷的场地,根据老人人数,将椅子排成一个圆圈,椅子中间的距离以伸出双手碰不到对方为宜,指导者站于圈内,观察与带动参加的老人。 2. 运用准备的乐器或随手可得的物品如报纸、塑料袋、毛巾等器材,配合经过设计的专用音乐进行活动带动。在活动带动中指导者尤为重要,带动者需要熟悉乐曲并且可以配合乐曲的节奏熟练带动参加者,使参加者能够随着音乐动作,放松心情,感受音乐带给人心的震撼与感动,并能刺激听觉、视觉、触觉等功能。 3. 曲目带动示范(以一个曲目为带动示范进行分解,仅供参考)。 3.1　选择带动示范曲目:《河川的帽子与爱丽丝》。 3.2　目的:以此曲目作为评估曲目,对老人的身心状况进行评估,评估范围包含手部机能、精神状况、情绪状况、反应能力、听力状况、视力状况等,评估结果是后续曲目带动的参考基准。 3.3　带动示范:双手合掌于胸前→随着音乐开始搓手→交叉搓指间→双手慢慢放下→轻轻抬起→双手慢慢放下→轻轻抬起→双手放下→轻轻抬起到最高处(根据个人情况,不得强迫)→双手慢慢放下→音乐结束后拍手鼓励并称赞参加的老年人	1. 营造良好的活动氛围。 2. 科学评估参与活动老人的身心特点。 3. 根据对参与老人的评估选择合适的曲目。 4. 活动操作流程合理、流畅、全面,具有良好的服务意识,充分为老人考虑,保证老人的安全及自尊需要。 5. 体现尊老、爱老的宗旨,有责任心,体现老年人的尊严

步骤	项目	操作及说明	照护标准
步骤三	整理记录	1. 整理活动现场。 2. 记录老人在活动中的整体反应及活动前后的身心状态变化情况	1. 用物有序放置,场地干净整洁。 2. 老人身心状态正常。 3. 记录准确无误
注意事项		1. 活动进行前,带动者应提前熟悉活动场地,做好安全保障措施。 2. 活动进行中,带动者多与参与老人交流互动,以老人的意愿为主,不强迫,充分尊重老人。 3. 活动期间,带动者应根据现场情况选择合适的曲目并进行带动,带动时以技巧性引导为主。 4. 带动者行为举止要大方得体,措辞合适。 5. 带动者在活动中注意观察老人的情绪及身体变化,并详细记录活动过程中的情况	1. 能根据现场情况灵活选择合适曲目。 2. 能充分尊重老年人的意愿。 3. 能观察并发现异常情况,及时正确处理。 4. 能与老人有效沟通,体现人文关怀
步骤四	小结与反思	1. 本次音乐照护活动的体会及反思 2. 下一次音乐照护活动计划	根据老人的反馈调整音乐照护方案,持续改进

第二节　身心活化照护运动

案例

　　生活在某养老服务中心的张爷爷,性格内敛,不善交际。从入住养老中心以来,以独处居多,常常一个人静静地坐着。护理人员劝他多和别的老人一起去运动运动、交交朋友,张爷爷却说:"都老胳膊老腿儿了,动多了万一伤到自己怎么办,伤筋动骨一百天啊!"但长时间地久坐不动、独处静默使张爷爷身体的关节活动度、肌力、平衡与协调能力都逐渐下降,情绪更是很不稳定,经常暴躁易怒,睡眠也越来越差。

思考:如果你是张爷爷的护理人员,你会如何帮助张爷爷改善目前的情况呢?有哪些适合张爷爷的运动呢?

一、老年人身心活化运动的定义及适用人群

（一）定义

老年人身心活化运动是一套系统性的健康促进及机能恢复训练运动,运用运动疗法的原理,通过身心机能的活化运动,达到预防照护、机能恢复、延缓老化、改善脑卒中及失智症情况的目的。

（二）适用人群

老年人身心活化运动主要适用于健康老人、失能老人、失智老人等老年群体。

二、老年人身心活化运动的内容

老年人身心活化运动主要包含五大环节,如图 5-2 所示。

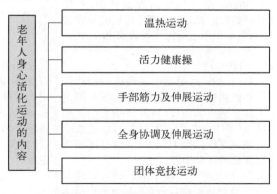

图 5-2 老年人身心活化运动

三、老年人身心活化运动的作用

老年人身心活化运动于 1995 年开始在我国台湾地区推动,至今已有近 30 年的时间,它融运动、竞赛、趣味、复健等特色于一体,以让照顾者轻轻松松照护、快快乐乐服务为理念,达到促进身心机能活化、提高记忆力及集中力、预防及改善老年人失智情况的目的。

四、身心活化操作流程

老年人身心活化操作流程如表 5－3 所示。

表 5－3　身心活化操作流程

步骤	项目	操作及说明	照护标准
步骤一	准备评估工作	1. 照护者:着装整洁,衣物宽松,着平底鞋,熟悉老年人的基本情况,准备好活动所需器材。 2. 环境:安静整洁,温度适宜,光线充足,宽敞明亮,桌椅等摆放整齐、距离合适,室内地面平坦、防滑、有必要的无障碍设施。 3. 老年人:着装整齐,衣物宽松(宜穿裤装),着平底鞋,活动前休息半小时。 4. 物品:全套包含活性温热组、手指棒、健康环、高尔夫球组、高尔槟果投掷组,数量根据实际操作人数决定	1. 给老人创造安全且舒适的活动环境,并做好相应的安全保障措施,避免活动中的意外情况。 2. 活动前熟悉老人的基本情况,与老人耐心沟通,态度和缓。 3. 保证带动者与参与活动的老人均着合适服装,确保活动中老人的安全
步骤二	实施操作	1. 温热运动 1.1　目的:运用活性温热组的加热板加热温热垫,让温热垫内的麦饭石产生人体可适应的温度,将温热垫置于按摩部位(如手、肩、背、膝、足等),经过按摩可使该部位温暖柔软,减少因身体僵硬而造成的运动伤害。 1.2　操作顺序:由手部、肩部、颈背部依序做温热运动(问候老人→手腹按压	1. 创造良好的活动氛围。 2. 科学评估参与活动老人的身心特点。 3. 根据老人身心情况进行个别指导。 4. 节奏适中,不忽快忽慢。 5. 询问老人的意愿,不强迫老人活动。

步骤	项目	操 作 及 说 明	照 护 标 准
步骤二	实施操作	手部→手部日字形敲打 20 下→手部敲打 20 下并为老人唱歌→肩部敲打 20 下→颈背部敲打 20 下→深呼吸 3 次＋肩部上提 3 次→肩胛敲打 20 下→背部脊椎敲打 20 下→深呼吸 3 次＋手部外转 5 次＋手部内转 5 次→请老人将毛巾收好)。 1.3　注意事项：按压老人手指头时须使用指腹并运用身体重量来使力,温热按摩进行中要注意老人的神情及状况,敲击老人背部时要注意力度是否适中。 2. 活力健康操 2.1　目的:伸展四肢肌肉和关节,刺激穴道,促进血液循环,使身体活络;减少及防止未暖身带来的运动伤害,做动作的同时大声数数可训练肺活量。 2.2　操作顺序:双手击掌→肩部旋转放松→攀越高峰→肩部旋转放松→屈臂振翅→肩部旋转放松→胜利欢呼→肩部旋转放松→深呼吸 3 次。 2.3　注意事项:协助老人进行活动时,动作轻柔且需托住老人关节,避免受伤;操作速度不宜过快或节奏忽快忽慢;鼓励老人站起来做运动。 3. 手部筋力及伸展运动 3.1　目的:借由手指棒的揉搓、紧握、捶打进行手部、肩部、躯干、腿部、脚部等身体各部位的按摩,进而刺激手部穴位,增强握力,放松肌肉,刺激脑部活动,加之团体带动的设计,在活动中以丹田的力量喊出声音、唱歌,可训练喉咙肌肉及丹田力量。 3.2　操作顺序:发手指棒→肩部敲打(左右)→下肢敲打→搓手掌 10 下(胸前)→搓手掌 10 下(双手伸直)→按摩双手(指尖、手背、大拇指)→握力运动(前上横下)10 下→握力运动(前上横下)10 下＋唱歌→套手指棒→开闭运动(前上	6. 活动操作流程合理、流畅、全面,具有良好的服务意识,充分为老人考虑,保证老人的安全及自尊需要

步骤	项目	操作及说明	照护标准
步骤二	实施操作	侧下）10下→开闭运动（前上侧下）10下＋唱歌→脱手指棒→搓手掌10下（胸前）→按摩双手（手背）→按摩大腿→收手指棒。 3.3　注意事项：过程中须协助老人，不可过于勉强；节奏速度适中，不要忽快忽慢；穿脱手指棒动作需轻柔，有耐心，事先询问老人意愿；适时注意老人情况，避免因手指棒疼痛而不愿活动。 4. 全身协调及伸展运动 4.1　目的：运用健康环进行有氧健身，训练膝关节、脚趾及手臂的力量，在全身律动的同时，训练全身的协调性，进而达到增进内脏机能、平衡机能、反射神经机能，提高记忆力、集中力，活化脑细胞等效果。由股四头肌的力量带动手臂及全身，能训练身体的协调性以及握力和耐力。 4.2　操作顺序：由头部至身躯部的伸展姿势开始，再进行健康环全身有氧运动。 发健康环→（不用轮环）坐着伸展运动10下（后、前、左、右）→手部暖身10下（上、前、下）→手部暖身10下（左、前、右）→手部暖身10下（右、前、左）→颈部伸展运动10下（上、前、下）→颈部伸展运动10下（左点、前、右）→颈部伸展运动10下（右点、前、左）→颈部伸展运动10下（左转、前、右）→颈部伸展运动10下（右转、前、左）→颈部伸展运动（左转一圈）→颈部伸展运动（右转一圈）→休息→发轮环→顺时针回转30下→顺时针回转30下（手伸直）→逆时针回转30下→逆时针回转30下（手伸直）→单手摇健康环→深呼吸3下→结束，收健康环。 4.3　注意事项：节奏速度适中，不要忽快忽慢；协助老人摇健康环时要有耐心；适时注意长辈情况，避免因无法摇动健康环而不愿活动；注意安全距离，避免受伤。	

步骤	项目	操作及说明	照护标准
步骤二	实施操作	5. 团体竞技运动 5.1　目的：运用高尔夫球及高尔槟果投掷训练老人从事精准性运动来活络脑部思绪,同时训练身体协调性以及分数计算能力,在欢愉的气氛中,能显著改善身体机能。 5.2　操作顺序：准备场地→协助老人脱鞋站立→调整器具（球杆、球或投掷距离）→老人开始游戏（从旁协助及鼓励）→游戏结束→协助老人算分数→执行第二次→计分→协助老人回座位。 5.3　注意事项：协助老人进行活动时,注意安全;不可过于勉强;营造气氛,鼓励老人活动	
步骤三	整理记录	1. 整理活动现场 2. 记录老人活动中的整体反应及活动前后的身心状态变化情况	1. 用物有序放置,场地干净整洁 2. 老人身心状态正常 3. 记录准确无误
步骤四	小结与反思	1. 本次身心活化运动的体会及反思 2. 下一次身心活化运动计划	根据老人的反馈调整身心活化运动方案,持续改进

第三节　舒压按摩照护运动

案例

　　李大爷,78岁,患有多种慢性疾病,身体功能较差。最近,李大爷连续几个晚上都没有休息好,每天感到浑身酸痛,哪里都不舒服,又不好意思麻烦别人,只好自己给自己揉揉胳膊、捶捶腿,但疼痛也没有缓解多少,连着好几天。眼看着李大爷的精气神越来越差,食欲也下降了,心情郁郁寡欢。

思考:如果你是李大爷的护理人员,你会如何帮助李大爷改善目前的情况?有没有可以帮助李大爷舒缓身心的运动?

一、老年人舒压按摩运动的定义及适用人群

(一)定义

老年人舒压按摩运动是运用简单的道具,例如按摩球、按摩棒、拉筋板等器材,通过捶、滚、挤、搓等动作开展的舒身减压运动,以达到按摩全身、塑身健体、调整姿势的目的。

(二)适用人群

老年人舒压按摩运动主要适用于健康老人、失能老人、失智老人等老年群体。

二、老年人舒压按摩运动的内容

老年人舒压按摩运动主要包含四大环节,如图5-3所示。

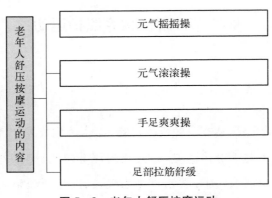

图5-3 老年人舒压按摩运动

三、老年人舒压按摩运动的作用

老年人舒压按摩运动通过四大环节——元气摇摇操、元气滚滚操、手足爽爽操、足部拉筋舒缓的按摩运动，充分按摩身体各部位的穴道，促进身体血液循环及新陈代谢，有助于消除全身疲劳、缓解肌肉酸痛、减轻足部压力、调整不良姿势。

四、舒压按摩操作流程

舒压按摩操作流程如表 5－4 所示。

表 5－4　舒压按摩操作流程

步骤	项目	操作及说明	照护标准
步骤一	准备评估工作	1. 照护者：着装整洁，衣物宽松，着平底鞋，熟悉老年人的基本情况，准备好活动所需器材。 2. 环境：安静整洁，温度适宜，光线充足，宽敞明亮，桌椅等摆放整齐、距离合适，室内地面平坦、防滑、有必要的无障碍设施。 3. 老年人：着装整齐，衣物宽松（宜穿裤装），着平底鞋，活动前休息半小时。 4. 物品：元气摇摇棒，元气大滚轮，足底按摩器＋按摩球，足部拉筋板，数量根据实际操作人数决定	1. 给老人创造安全且舒适的活动环境，并做好相应的安全保障措施，避免活动中的意外情况。 2. 活动前熟悉老人的基本情况，与老人耐心沟通，态度和缓。 3. 保证带动者与参与活动的老人均着合适服装，确保活动中老人的安全
步骤二	实施操作	1. 元气摇摇操 1.1　目的：元气摇摇操是发挥元气摇摇棒的特性，握住握把轻轻摇动即可做到捶敲的动作，运用捶敲的方式针对定点的疼痛进行按摩舒缓，按摩手掌、脚底及身体各部位的穴道，促进血液循环以及新陈代谢。可消除全身的疲劳和肌肉酸痛，如肩、颈、背、腰、手、足等。 1.2　操作顺序：上身捶敲（左肩 10 下→	1. 创造良好的活动氛围。 2. 科学评估参与活动老人的身心特点。 3. 根据老人身心情况进行个别指导。 4. 注意按摩力度，避免伤害老人皮肤。 5. 注意老人按摩时

步骤	项目	操作及说明	照护标准
步骤二	实施操作	左手臂外侧肩部开始向腕部 10 下→左手臂内侧由腕部向腋下 10 下→左肩胛骨 10 下→左腰背 10 下→左手掌抓握 5 下→右肩 10 下→右手臂外侧由肩部开始向腕部 10 下→右手臂内侧由腕部向腋下 10 下→右肩胛骨 10 下→右腰背 10 下→右手掌抓握 5 下）。下身捶敲（左大腿上侧由上至下 5 下→左小腿前侧由上至下 5 下→左小腿后侧由下至上 5 下→左大腿后侧由下至上 5 下→右大腿前侧由上至下 5 下→右小腿前侧由上至下 5 下→右小腿后侧由上至下 5 下→右大腿后侧由下至上 5 下）。 1.3　注意事项：捶敲时请注意力道,避开伤口。 2. 元气滚滚操 2.1　目的：元气滚滚操是发挥元气大滚轮的特性,运用滚动的方式针对定点的疼痛舒缓,按摩腿部、颈背部,消除疲劳和肌肉酸痛。 2.2　操作顺序：可站立或坐在椅子上,双手握住元气大滚轮来回滚动并数数(右大腿上侧 10 下→右小腿上侧 10 下→右小腿后侧 10 下→右大腿后侧 10 下→左大腿上侧 10 下→左小腿上侧 10 下→左小腿后侧 10 下→左大腿后侧 10 下)。 两人为一组相互按摩(颈椎 10 下→脊椎 10 下-左肩胛骨 10 下→右肩胛骨 10 下→腰部 10 下)。 大家围成圆圈,后者为前者进行背部按摩,边唱歌边移动。 2.3　注意事项：滚动按摩时请注意力度,脂肪较少部位要轻柔,避开伤口。 3. 手足爽爽操 3.1　目的：手足爽爽操是发挥足底按摩器与按摩球的特性,针对足底、手心进行搓揉按摩,减轻足部压力,放松手部,促进血液循环,团体带动趣味性佳。	坐姿,谨防摔落。 6. 活动操作流程合理、流畅、全面,具有良好的服务意识,充分为老人考虑,保证老人的安全

步骤	项目	操作及说明	照护标准
步骤二	实施操作	3.2 操作顺序：坐在椅上，将双脚放在脚底按摩器上持续按摩。双手正向揉搓按摩球→反向揉搓→双手按压5下；双手伸直至正前方正向揉搓按摩球→反向揉搓→双手按压5下；双手伸直至45度正向揉搓双手→反向揉搓双手→双手按压5下；大家围坐成圆圈，双脚放在脚底按摩器上持续按摩，右手握住按摩球，左手拍打大腿，数到第四下，将右手的按摩球传递给下一位；请大家一同唱歌，其间可左右更换传递方向，训练被带动者的反应能力。 3.3 注意事项：需要注意被带动者的坐姿，以防摔落。 4. 足部拉筋舒缓 4.1 目的：利用人体本身重量来调整人体本身的不良姿势，改善因姿势不良造成的下背痛，可帮助脚后筋过于紧的使用者达到提臀的效果。 4.2 操作顺序：使用时，应先进行脚部热敷或脚部暖身；两边角度可随两脚承受角度分别来调整；欲使用第6段（45°）时，须由专业医师评估后方可使用；站立时间以15~20分钟较适当；若双脚矫正角度不同时可调整脚踏板度数。 4.3 注意事项：脚部受伤者请勿使用（若欲使用应与专科医师及患者的专业治疗师协商后使用，切勿未经同意自己使用）	
步骤三	整理记录	1. 整理活动现场 2. 记录老人活动中的整体反应及活动前后的身心状态变化情况	1. 用物有序放置，场地干净整洁 2. 老人身心状态正常 3. 记录准确无误
步骤四	小结与反思	1. 本次舒压按摩运动的体会及反思 2. 下一次舒压按摩运动计划	根据老人的反馈调整舒压按摩运动方案，持续改进

第四节　游戏疗法在照护中的应用

案例

　　小王是老年服务中心的工作人员，最近，他注意到以前一直很活跃的张爷爷这两天总是在房间里不出来，闷闷不乐的。小王关切地询问张爷爷有什么心事，张爷爷说："也没什么，就是天天在这住着，除了吃饭、睡觉就是下棋、打牌，没什么意思。"

　　思考：如果你是小王，面对张爷爷这样的情况，会用什么办法帮张爷爷找到生活的乐趣呢？养老机构除了下棋打牌之外还可以组织什么样的丰富多彩的游戏呢？

一、乐龄游戏的定义

　　乐龄游戏设计是对特定对象（老人）用游戏化的形式解决问题的一种方式，使枯燥乏味的活动变得有趣，在无形中驱动老人的内在核心动力，影响老人的固有行为模式，进而使老人更加愿意主动参与活动并达成活动目标。

二、乐龄游戏的内容

　　乐龄游戏的内容如图 5-4 所示。

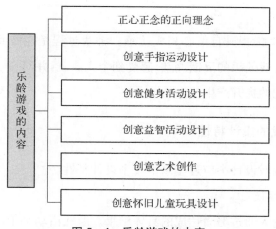

图 5 - 4　乐龄游戏的内容

三、乐龄游戏的作用

游戏可以让老年人绽放活力、体验乐趣,对于老年人个体心理发展和保持心理健康的意义是毋庸置疑的。

首先,游戏能增进认知能力,让人保持头脑灵活。游戏提供了不断变化的刺激和场景,让头脑时刻保持新鲜,还能满足个体对事物探索的内在需求。心理学家认为,游戏过程如同学习,游戏成绩越好,越容易激发人的游戏欲望,进而会取得更好的成绩。这个循环可以促进头脑的活力,增强注意力、记忆力和反应能力,丰富想象力等。

其次,游戏能促进情绪健康。游戏的开放性和自由氛围比较容易让人解除心理防御,展现内在真我。游戏中夸张的笑和打趣都可以让积郁的负面情绪得到释放。著名心理学家埃里克森(Erikson)认为游戏能让人重温童年的快乐,因而可以成为很好的疗愈心理伤痛的方法。

再次,游戏能增强社会互动和人际亲近感。老人可以在游戏中练习社交技能、收获友谊和社会支持。在团体性游戏中的互动与交流,能增强彼此的信任感和安全感,也能增强对他人需求的关注,提升相互理解和共情的能力。

最后,游戏能提升自信心和成就感。游戏过程是能看到自己进步的过程。通过游戏效果的反馈,能够感受到个人成就,并对自己的认知能力或者身体功能的提升产生信心。

四、乐龄游戏的设计特性

在乐龄游戏设计中应遵循以下 4 个设计特性。

(一)目标设定

要明确老人通过努力达成的具体结果。游戏活动必须注入可量化的结果,同时吸引老人的注意力并通过不断调整来保持其参与度。

(二)设计规则

给老人如何实现目标做出限制。规则的制定用来规范老人的行为,使游戏可控;同时推动老人去探索未知的可能性(好奇),激发老人的创造力和策略思维。

(三)回馈机制

以各种形式告知老人的当前状态及与目标的距离。回馈机制是老人获得交互操控感与满足感的来源,同时也是对游戏行为正确或错误程度的反映,可以通过点数、徽章、级别、得分、排行榜等形式体现,但不限于此。

(四)自愿参与

必须保持自由意愿开放的态度。让老人可任意自由参与和离去,保证老人把游戏中设计的挑战视作安全且愉快的活动。

五、乐龄游戏的核心驱动力

乐龄游戏的设计与组织是有一定章法的,不是灵光乍现,而是在一套相对合理的规则或理论下,不断实践与调整的结果。游戏设计是一个系统思维,必须考虑到老人的方方面面,巧妙调动其内心的核心驱动力,配合实时回馈,最终引导老人有效提升能力来达到高挑战的体验感、满足感、成就感。

让创意游戏持续地有效运转,游戏机制的搭配不可少。好的机制设计必须先发掘人的内在特点,并有效驱动其核心动力才能形成强而有力的设计作品。

（一）使命感的召唤

在游戏设计中,应让老人感到自己目前所参与的事情具有重大的意义,从而发挥老年人内心的使命感,以此为动力再有效结合创意游戏,所形成的机制会达到可持续发展的目的。

（二）取得进步与成就感

在游戏过程中,让老人取得可视化的进步或达到成就感的满足,能提升老人的能力,并激发克服挑战的内在驱动力。使用积分、勋章、排行榜等就是有效的手段。

（三）授权创意与回馈

设计的游戏应让老人能全身心地投入其中,并开展自我创造,充分发挥老年人的能动性,让老人通过自己的创意形成属于自己的独一无二的产品。老人不仅需要有表达创造力的途径,还需要看到创造力的结果,并能获得及时的回馈和调整,才能获得较长时间的新鲜感和吸引力。

（四）所有权与占有欲

当老人感到他们拥有某样东西时,会在个人责任感的激励下,产生保护成果并占有的念头,进而完成美好的想象空间。当老人耗费大量时间完成游戏,可以从中积累虚拟货币,并优化自己的账户数据时,这种拥有感与占有欲将是他们的乐趣来源之一。

（五）社交影响与关联性

游戏内容可以激发老年人互相之间的社交因素,例如形成师徒关系、得到社会认同和社会回馈、形成伙伴关系甚至是竞争关系等,这种关系所形成的核心驱动力,可以将游戏的内涵延伸到人际关系网络当中,形成人与人之间强大的关联性,从而扩展老年人的社会网络。

（六）稀缺性与迫切感

游戏设计中可利用奖励预览机制强化老人渴望参加游戏的愿望,进而促进核心驱动力。游戏设计中若加入时间延迟的设计,则老人会因为无法立刻获得,使得其在时间限制期间总是想着它,从而产生迫不及待想加入游戏的愿望。

（七）不确定性与好奇心

当老人遇到未知的事物时,就会产生好奇心驱动,因为不清楚接下来会发生什么,老人的大脑就会对它产生兴趣并持续关注。在游戏设计中可以先让老人在旁观看,感受游戏的氛围,同时可以利用押注参与、在旁烘托气氛等形式提升老人参与游戏的欲望。

（八）减少损失与逃避心理

减少损失与逃避心理是人类原始驱动力,有时这种负面情绪会形成很强的驱动能力,如果在游戏设计中让老人感觉到若他们不立即参与其中,将会失去参加游戏的机会,也能提升老人参与游戏的欲望。

六、乐龄游戏运动操作流程

乐龄游戏运动操作流程见表5-5所示。

表5-5　乐龄游戏运动操作流程

步骤	项目	操作及说明	照护标准
步骤一	准备评估工作	1. 照护者：着装整洁,衣物宽松,着平底鞋,熟悉老年人的基本情况,准备好活动所需器材。 2. 环境：安静整洁,温度适宜,光线充足,宽敞明亮,桌椅等摆放整齐、距离合	1. 给老人创造安全且舒适的活动环境,并做好相应的安全保障措施,避免活动中的意外情况。

续　表

步骤	项目	操作及说明	照护标准
步骤一	准备评估工作	适，室内地面平坦、防滑、有必要的无障碍设施。 3. 老年人：着装整齐、衣物宽松（宜穿裤装），裤脚卷至脚踝上，着平底鞋，活动前休息半小时。 4. 物品：根据游戏内容选择合适的游戏器材，可以引导老年人自己制作游戏道具	2. 活动前熟悉老人的基本情况，与老人耐心沟通，态度和缓。 3. 保证带动者与参与活动的老人均着合适服装，确保活动中老人的安全
步骤二	实施操作	1. 根据游戏内容合理布置老人座位，保证每位老人都能参与其中，避免边缘化某位老人的情况出现。带动者要保证所处位置可以对所有老人进行游戏指导。 2. 根据游戏内容向老人清晰明白地讲解游戏规则。要求声音洪亮，吐字清晰，语言通俗，游戏规则简单易懂。 3. 根据游戏内容进行游戏示范。展示时应确保每位老人都清楚了解游戏内容，对部分理解困难的老人要进行个别指导。 4. 根据游戏内容开展游戏。注意观察每位老人的参与情况，及时鼓励和表扬。 5. 宣布游戏结果，分享游戏成果。及时关注每位老人的情绪状态，对老人进行正向回馈	1. 营造良好的活动氛围。 2. 科学评估参与活动老人的身心特点。 3. 根据对参与老人的评估选择合适的游戏。 4. 活动操作流程合理、流畅、全面，具有良好的服务意识，充分为老人考虑，保证老人的安全及自尊需要。 5. 体现尊老、爱老，有责任心，体现老年人的尊严
步骤三	整理记录	1. 整理活动现场。 2. 记录老人活动中的整体反应及活动前后的身心状态变化情况	1. 用物有序放置，场地干净整洁。 2. 老人身心状态正常。 3. 记录准确无误
注意事项		1. 活动进行前，带动者应提前熟悉活动场地并做好安全保障措施。 2. 活动进行中，带动者多与参与老人交流互动，以老人的意愿为主，不强迫，充分尊重老人。 3. 活动期间，带动者应时刻关注老人的情绪状态，及时鼓励表扬，给予老人正向的反馈。	1. 能根据现场情况灵活选择合适游戏。 2. 能充分尊重老年人的意愿。 3. 能观察并发现异常情况，及时正确处理。 4. 能与老人有效沟通，体现人文关怀

续　表

步骤	项目	操　作　及　说　明	照　护　标　准
注意事项		4. 带动者行为举止要大方得体,措辞合适。 5. 带动者在活动中注意观察老人的身心变化,并详细记录活动过程中的情况	
步骤四	小结与反思	1. 本次乐龄游戏的体会及反思 2. 下一次乐龄游戏计划	根据老人的反馈调整乐龄游戏方案,持续改进

第六章

质量监督与风险防范

由于失智症老人身体机能下降、脑神经受损、需要照护时间长等，因此他们在日常生活中容易受到各种意外风险的伤害。养老机构在为老人提供服务的过程中应积极做好服务质量监督，预防各种风险的出现，并在风险出现后做好积极的应急处理。

第一节 服务质量监督

一、服务记录

记录服务和监督服务人员每次提供服务的内容、时间,服务人员的服务态度,从而保障其为老年人提供的服务质量。每次老人接受服务后,服务人员应如实填写服务记录,由老人或其监护人确认服务内容、服务时间等相关信息,并及时录入信息系统。

二、服务效果评价

养老机构定期安排工作经验丰富的业务人员或管理人员询问老人或其监护人,了解服务人员服务质量,即养老机构服务人员的服务态度、服务人员是否按时按量地完成服务内容,服务过程中服务人员提供服务的专业水平等,及时录入信息系统。

根据回访的结果,对服务人员进行考核,对考核不合格的服务人员进行教育和培训,端正服务人员的服务态度,提高服务人员的服务技能。经过教育和培训后,仍不合格的,则考虑更换服务人员。相关表格见表 6-1、表 6-2。

表 6-1 服务满意度评价表

被评价部门名称:　　　　　　　　　　　　　　　填写人:

访问对象	时间	地点
负责人及回访参与人员:		

续　表

满意度情况:	□非常满意	□满意	□基本满意	□不满意

请根据自己的实际感受,采用一问一答的方式填写,如:

问题1:护理人员态度差。

建议1:换掉护理人员,或者扣工资。

问题2:伙食太硬,难以下咽。

建议2:厨师多放一点水,或者烹饪时间稍微加长一点。

老人或家属签字:	回访人员签字:
年　月　日	年　月　日

表 6-2　防护评价报告

编码:　　　　　　　　　　　　　　日期:　　年　月　日

养老机构名称:

防护人员信息		服务人员信息			评分项目和计分					整改意见	防护日期
姓名	ID	职务	姓名	ID	服务项目(20分)	服务时间(20分)	服务态度(30分)	服务质量(30分)	总分(100分)		

续 表

注：
服务项目：按是否按计划完成计分，未完成一项扣5分，扣完为止；
服务时间：按是否按时完成计分，每减少5分钟扣5分，扣完为止；
服务态度：按很好、好、中、一般、差五档计分，很好为30分，每档5分；
服务质量：按很好、好、中、一般、差五档计分，很好为30分，每档5分。

第二节 常 见 风 险

失智症老人因认知障碍和身体机能的下降，容易发生跌倒、摔伤等意外事故，再加上如果事后处理不当，极易给老人造成重大伤害，引发事故纠纷。

案例

某77岁女性老人，患糖尿病、脑梗死、阿尔茨海默病，生活不能自理。某日傍晚，护理人员下楼打饭时，老人自行从床上爬起，导致摔倒。护理人员因害怕没有及时汇报。直至两天后，才由护理组长上报了此事，本院医生对老人的四肢关节和皮肤进行了检查，未发现异样。机构随后通知家属到院，建议到医院做进一步检查，家属探望后表示不用去医院。第二天早上查房时，发现老人精神状态变差，再次通知家属并由家属将老人送至医院检查治疗，一周后家属通知机构，老人存在锁骨骨折，认为是上次摔倒造成的，并要求机构赔偿所有手术费用。

一、常见风险

养老机构中失智症老人常见的风险包括意外伤害、意外事故、责任事故等。

（一）意外伤害/事故

意外伤害/事故指失智症老人在入住养老机构期间发生的给老人生理、心理甚至生命带来不同程度伤害的各种突发事件和事故。伤害有轻微的意外伤害，如轻微的擦伤、磕碰伤、烫伤、扭伤等，也有严重的意外事故，如骨折、猝死、走失、坠床、误服、自伤、噎食、压疮等。其中，尤以骨折、跌伤、药物误服、误咽最为常见。

（二）责任事故

所谓责任事故，是指养老机构工作人员因玩忽职守，违反规章制度、操作规程等失职行为所造成的事故。养老护理人员在事故发生过程中虽无主观故意，但存在着过失行为，理应对老人所产生的伤害承担责任。如上述案例中的失智症老人属于全护理服务对象，活动区域内 24 小时都有人照护。护理人员下楼打饭，让老人独自一人，导致老人自行起床摔倒。当老人摔倒后，当班护理人员未及时汇报，拖延了对老人事故的处理，加重了事故的后果。院方在得知该老人摔倒的消息后，没有及时采取补救措施，组织医生对老人进行详细的体检或立即送到医院检查，以确认老人是否受到伤害，院方在事故处理过程中负有责任，该事故即为责任事故。

二、风险来源

在照护过程中，风险出现的原因有老人和养老机构自身的原因，也有外在不可抗拒因素。

（一）老人自身原因

造成失智症老人出现意外伤害的原因可能是基于老人自身的健康状

况造成的意外伤害。例如,骨质疏松的老人无意间伸胳膊、伸腿也可能会导致骨折。入住养老机构的老人,长期远离社会,心理十分脆弱,在亲情缺失、交际受阻时容易想不开,产生偏激、易冲动的过激行为,为养老机构入住安全埋下了隐患。

（二）养老机构自身原因

1. 管理者缺乏风险意识

养老机构管理者缺乏风险意识,就会缺乏防范和监管意识,对各种潜在风险就会放松警惕,本来可以提前发现和避免的风险也无法规避。

2. 从业人员素质不高

照护从业人员素质不高,则会难以按照操作规程开展为老服务工作。工作人员玩忽职守、违反规章制度等不当行为增加了责任事故风险的概率。

3. 设施设备不完善、不规范、不安全

养老机构在设计、建造、扩建、装修或改造时,没有按照相关政策规范的要求进行,导致养老机构的设施设备不符合要求,从而为意外伤害事故的发生埋下安全隐患。例如,地面防滑处理不当,无障碍设施不到位,走廊、厕所等处防护设施设备缺少,室内采光不足且光照不均匀,危险区域未设置安全设施和警示标志等。

4. 规章制度不完善

养老机构管理制度不健全,管理不到位,未能建立针对安全隐患的识别核查机制以及意外事故的应急方案。养老机构的运营应根据相关政策法规、行业规范等规定,结合机构自身实际情况,制定一套包括部门职能、岗位职责、各项工作管理制度等的规章制度体系。随着养老机构规模大小、开办时间的不同,其规章制度也有所区别,若照搬同类机构的规章制度,则会职责任务不明,操作性不强,从而留下风险隐患。

（三）外部不可抗拒因素

外部不可抗拒因素包括:台风、地震、水灾、火灾等危及老人生命及财产安全的自然灾害；食品中毒、化学中毒、传染病、流行病等可能危及老年人及机构员工的生命、健康的异常情况；老年人突患疾病或者疾病突然复发，有可能危及生命或对老年人的健康造成重大影响。

第三节　风险防范与处置

一、风险防范

风险防范是指变更或完善计划来消除风险或风险发生的条件，使老人免受风险的影响。对于常见风险的防范，养老机构可从以下方面开展工作。

（一）完善机构设施设备，加强防范

养老机构的设施设备是为失智症老人提供"以人为本"专业照护的物质基础，是保障老人入住安全、防范风险的重要屏障。如果机构的环境设施设备不完善，未按相关规范的要求建设，留下安全隐患，将给日后的服务和安全管理增加难度。

（1）养老机构应按相关法律、规范的各项规定设计和建设。

（2）对已落成的养老机构设施设备应及时妥善地维修、保养，消除安全隐患。

（3）自觉地接受行业主管部门和消防安全等部门的监督，认真学习相关法律规范，及时关注、更新新技术、新设备，完善养老机构的环境设施。

（4）配备必要的应急设施和急救设备，以应对突发事件的发生。

（5）养老机构应在公共区域加装监控设备，以便随时掌握老人的活动情况，在发生意外事件时获取第一手的证据资料。

（二）提高员工的职业素质，增强风险意识

（1）通过引进高素质的专业技术人才，提高养老机构的服务水平。

（2）对在职的员工，尤其是专技人员定期开展思想道德和技能培训，从而提高员工的服务意识和职业技能。

（3）建立严格的考核和服务监督制度，对于服务不达标的员工要求其限期整改，屡教不改的员工及时解除关系。

（三）完善管理制度，封堵漏洞

完善养老机构入院评估制度、入住管理制度、服务需求评估制度、员工管理制度、岗位职责制度、服务标准、操作规范、养老机构考核制度、出入院管理制度以及其他各种管理和监督制度。其中，任一环节、过程管理的缺失都有可能为入住老人的安全埋下隐患，养老机构应根据机构实际情况建立健全机构管理制度。此外，有效的规章制度在一定程度上可以弥补环境设施设备不足、员工素质低下带来的风险漏洞。

（四）加强沟通，征得理解和支持

失智症老人受疾病的影响，容易受到意外伤害，养老机构无法绝对避免任何意外事件的发生。养老机构要加强与失智症老人家庭成员间的沟通，通过多种方式（如宣传资料、网站、微信等）向老人家属宣传失智症的疾病知识及其对老人的影响，定期向家属介绍老人在养老机构的生活情况、健康状况及照护过程中可能突发的意外风险和后果。养老机构所采取的针对性防范措施以书面形式通知家庭成员，以获得老人家属对养老机构工作的理解和支持。

（五）建立风险分担机制，适当转移风险

养老机构服务是对老年人进行长期照料服务，服务内容涉及医疗、康复、生活照料等。失智症老人在服务过程中受到意外伤害的概率较高，防不胜防。潜在风险因素，严重影响了养老机构的正常运营。养老机构可通过签订《入住协议》及《书面告知书》等法律文书或购买意外责任险等，建立风险分担机制。

二、预防措施

根据失智症老人的病情、意识、活动能力、生理机能、家庭环境等，做好坠床、跌倒、烫伤、误吸、误食、错服药物等意外的防护。同时对护理对象或其家属进行安全方面的指导。

（一）防跌倒

1. 操作步骤

（1）对高危跌倒老年人在病历和床头做好标识，加强对高危跌倒老人的防跌措施。

（2）加强护理人员对跌倒危险的重视，并对护理人员进行防跌倒技巧培训。

（3）老年人服用易引起跌倒的药物时、执行侵入性处置后，再次提醒老人预防跌倒做法。

（4）确保房间内床、桌、椅摆放合理，位置固定。

（5）老人活动地面应平坦，无障碍物。

（6）加强老人对预防跌倒的认知，并对步态不稳的老年人实行步态训练，指导其正确使用辅具等。

2. 注意事项

（1）在护理操作过程中，要给予老年人足够的尊重与关怀。

（2）老人的视力比较差，要注意保持室内的亮度。

（3）注意给老人穿防滑鞋和合适的裤子，以减少跌倒风险。

（4）若老人不慎跌倒，要及时上报并按步骤进行适当处理。

（二）防坠床

1. 操作步骤

（1）认知障碍的老人应有家属或护工陪护。

（2）加强老人对坠床风险后果的认知和防范意识，避免老人因夜间下床发生意外。

（3）睡眠中翻身幅度较大或身材高大的老人，应在其床旁用椅子或其他物件拦挡。

（4）若发现老人睡到床边缘，要及时进行防护，必要时将老人移动到床中央。

（5）床两侧设防护架，床高不超过 60 cm。

（6）地面需保持干燥，地面材质要注意防滑和反光。

2. 注意事项

（1）在护理操作过程中，要给予老年人足够的尊重与关怀。

（2）确保床头报警器或呼叫器能够正常运行。

（3）按时查房，及时了解老人的情况。

（4）若老人不慎坠床，要及时上报并按步骤进行适当处理。

（三）防压疮

1. 操作步骤

（1）对于慢性疾病等长期卧床的老人，每 2 小时翻身一次，必要时每小时翻身一次。

（2）对于坐轮椅的老人，帮助其每隔 1 小时用手臂撑起让臀部离开轮椅片刻或由护理人员协助站起片刻。

（3）根据老人身体情况采用气垫褥、水垫褥等或用软枕垫在身体的空隙处，使支撑体重的面积加大，降低骨突处皮肤所受的压强。

（4）保持老人皮肤的清洁、完整，避免皮肤损伤。

（5）加强老人高蛋白、高维生素饮食，保证各种营养元素的供给，增加皮肤营养和抵抗力。

（6）定时按摩老人受压部位，促进其皮肤血液循环。

（7）做好交接班工作。

2. 注意事项

(1) 在护理操作过程中,要给予老人足够的尊重与关怀。

(2) 注意老人压疮预防工作,消除诱发因素。

(3) 做好护理人员间的交接班工作。

(四) 防烫伤

1. 操作步骤

(1) 告知老人不要擅自使用热水袋,确需使用时,交代注意事项,加强巡视。

(2) 对于高龄或患有意识或精神障碍、视力障碍的老年人,为其提供安全的环境和器具,将热水瓶、电器等易烫伤的物品放于老人不能触及的地方。

(3) 协助进食或鼻饲时先调试食物温度(用前臂掌侧试验),食物温度应为 38~40 度。

(4) 加强老人对烫伤风险的认知和预防意识。

2. 注意事项

(1) 与老人沟通时,要给予老人足够的尊重与关怀。

(2) 注意排除生活中可能导致老人烫伤的风险因素。

(3) 告知老人若不慎烫伤,要及时告知护理人员。

(五) 防走失

1. 操作步骤

(1) 定期开展安全教育工作,告知老年人不可擅自外出。

(2) 评估老年人意识及身体状况,发现其有现存或潜在走失危险,及时与医护人员和保安取得联系,加强看护。

(3) 若条件允许,可为有走失风险的老人佩戴防走失手环,以便了解老人所处的位置。

(4) 定时巡视,以便及时了解老人的情况。

（5）注意与安保人员和老人家属沟通，做好老人的出入院管理。

（6）若发现老人走失，一定要及时上报进行处理。

2．注意事项

（1）在护理操作过程中，要给予老年人足够的尊重与关怀。

（2）使用防走失器具时，必须取得老人家属的同意与授权。

（3）加强护理人员和老人的走失风险防范意识。

（4）加强养老机构的出入院管理工作。

（六）防自杀

1．操作步骤

（1）注意观察老人的情绪，对情绪低落的老人及时进行安抚。

（2）评估老人意识及身体状况，若发现有现存或潜在自杀危险，及时上报处理，并进行危机干预。

（3）注意排除周围环境中的潜在风险，对危险的地方张贴色彩鲜明的标志进行提醒，或安装防护栏进行隔离。

（4）对有自杀倾向的老人注意做好交接班工作，加强对老人的看护。

（5）对高自杀风险的老人，必要时可采用适当的安全用具进行防护。

2．注意事项

（1）在护理操作过程中，要给予老年人足够的尊重与关怀。

（2）使用安全用具时，必须取得老人家属的同意与授权。

（3）安装防护栏时注意不要让老人产生被监禁感。

（4）加强护理人员的风险意识，做好交接班工作。

三、风险处置

针对机构意外伤害事件需要建立完善的处理流程，避免纠纷。在此，本节就纠纷事件的处理做简单的介绍，以供参考（见图6-1）。

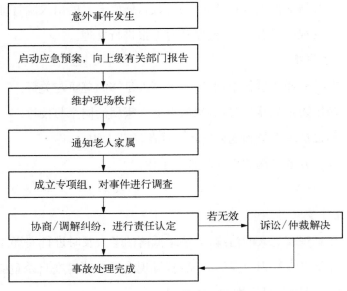

图 6-1 纠纷事件处理流程

（1）一旦意外事件发生，发现意外的员工应立即启动应急预案，并按规定向上级主管（如护理主管、相关的机构领导）报告。

（2）养老管理人员立即疏散无关人员，维护事故现场秩序。若发生意外的老人尚有抢救机会，立即组织力量进行抢救。若老人已无救治的可能，则不应移动；通知有关政府部门，做好现场整理和记录，送至殡仪馆保存。若已购买责任险，应立即通知保险公司。

（3）通知老人家属老人发生的意外事件。若老人发生跌伤、坠床等事件，在紧急处理后，须通知家属将老人送医院检查。

（4）养老机构成立事件处理专项组，负责事故调查和纠纷处理。包括：将老人的病历、健康档案、护理记录及现场证物等进行整理，对其进行保管或移送指定部门；了解事件发生的原因、责任以及所产生的后果；总结事故经验，进行全院通报，安抚好其他老人的情绪；若已购买责任险，须处理保险相关事宜。

（5）专项组根据事故发生的实际情况，积极与老人家属沟通、协调，依法进行事故责任认定。因失智症老人不具备完全民事行为能力，故事故责任认定采用"举证责任倒置"，即发生意外事故时，养老机构应提供证据证明事故不是因为养老院自身原因导致的，而是由不可控制或不可预见的原因（如地震、台风、洪水等）导致的。若养老机构无法提供证据证明养老机构在事故发生过程中无过错，则须承担相应的法律责任。

（6）若双方通过协商无法达成一致意见时，养老机构可向有管辖权的人民法院或仲裁机构申请诉讼/仲裁解决。

（7）专项组成员完成事件处理报告，并依法上报至上级主管部门。

第七章

照护者的减压和技能培训

养老机构中对失智症老人的照护是一项长期而烦琐的任务，护理人员往往承受着来自工作、家庭、社会等多重压力。通过为护理人员提供专业的技能培训，可以不断地提升护理人员的技能水平，为老人提供高效的服务，进而缓解护理人员的压力。

第一节　照护者的心理减压

一、识别照护者压力信号

当护理人员感到有压力时，其心理状态、身体状况和工作表现都会受到影响。护理人员在压力下会感到不适、食欲不振、闷闷不乐、精神萎靡、易怒，甚至会失眠，变得越来越孤僻。有时甚至会影响到日常工作，如对失智症老人照顾不周，甚至会发生差错。养老机构管理者要及时识别，了解情况后对其进行干预。

二、找出压力的来源

护理人员压力过大常见的原因有：

（一）老人不配合工作

失智症老人不配合护理工作，如抗拒洗澡、不肯吃饭等，使得护理人员很难完成任务或无法完成任务，进而感到沮丧、焦虑。

（二）无法应对的行为和精神症状

失智症老人表现出复杂的行为和精神症状，如持续地哭喊、打人；因健忘找不到东西时，无端地猜疑和责怪护理人员等。

（三）家属的期待或责难

失智症老人的家属对养老机构期待过高，一旦发现没有及时照护到的地方，则开始责怪照护人员，给照顾者造成过多的压力。

（四）人员不足，工作量大

养老机构的护理人员流动量大，常常会导致机构中护理人员不足或护理人员专业技能不足，再加上护理人员工作量大，从而使得护理人员身心疲倦。

三、压力管理

养老机构的管理者应从源头上了解护理人员的压力来源,从根源上予以解决,然后组织护理人员参加一些团体活动,如拔河比赛、经验交流和分享、冥想等,通过活动中产生的愉快活动体验释放压力。

第二节　照护技能培训

由于失智症发病周期长,不同阶段的症状表现不易区分,并且失智症老人存在认知、生理的缺陷,且有行为及情绪上的问题。在照顾失智症老人时需要护理人员能够准确识别老人的病症表现,以及更加专业化的护理技巧。因此,养老机构护理人员需要通过定期的照护技能培训,在理论和实践上积累丰富的照护经验。

一、培训目的

（一）提高失智症老人照护者的专业技能

许多照护者缺乏失智症相关知识,存在错误认知,认为失智症是自然老化现象,并不认为失智症是一种疾病。照护者与失智症老人之间普遍缺乏相关的沟通技巧和安全照护知识,影响了照护者的照护水平和失智症老人的生活质量。

（二）缓解照护者心理压力

长期与失智症老人的紧密接触会给照护者心理上造成负面影响。可以通过培训活动,组成互助小组,增加成员间彼此交流的机会,这样能够降低照护者的心理压力。

二、培训方式

理论与实践相结合。定期邀请相关专业的老师授课答疑，以及有丰富的失能老人照护经验的照护者现场教学。

三、培训内容

（一）知识培训

（1）失智症的基本知识；

（2）失智症对老人及其家庭的影响；

（3）认知的早期迹象识别，不同阶段失智症老人的症状表现；

（4）如何理解失智症老人精神和行为症状背后的意义。

（二）技能培训

1. 日常生活照料

（1）健康评估：老人生命体征监测、老人失智症状监测、老人及家属的心理状况评估等。

（2）失智症老人生活照料：口腔护理、面部清洁、梳理头发，手、足部清洁等（详见第四章第二节）。

2. 沟通和交流

如何与失智症老人建立交流、进行有意义的互动，如创建"失智症友好化社区"，创建一个让失智症老人感觉自己受到尊重、照顾和支持的环境氛围，让失智症老人愿意居住在养老机构。

3. 异常行为处理

如何处理和应对失智症老人的异常行为。失智症老人有时会表现出异常的行为和精神症状。老人异常行为和精神症状有其背后的原因，护理人员只有了解其背后的原因，才知道如何进行适当的应对。

4. 安全防范与护理

了解失智症老人日常照护中常见的照护风险,老人保护器具的使用,如何避免或降低风险,以及突发事件的应急措施和风险发生后的处理。

5. 照护者心理减压

通过专业老师,让照护者了解自己及自身的心理压力,学会在生活和工作中通过自己和他人的帮助来释放和缓解心理压力。

参 考 文 献

［1］清水允熙,北村学.老年痴呆症:生活史·症状·对策[M].松下英美,译.北京:人民卫生出版社,2011.

［2］洪立,王华丽,燕青.老年期痴呆专业照护机构:管理者实务培训[M].北京:北京大学医科出版社,2015.

［3］刘强,薛伟伟.老年性痴呆病因病机浅析[J].光明中医,2015,30(9):1989-1990.

［4］刘爽.失智症老人照护产品设计分析研究[J].设计,2016(21):52-54.

［5］苏志诚,褚克丹,阮时宝,等.探讨老年痴呆症发病风险评估量表的设计[J].中国医学创新,2017,14(11):116-120.